R

100 preguntas y respuestas sobre el VIH y SIDA

CUARTA EDICIÓN

Joel Gallant, MD, MPH

Director médico de servicios de especialidad
Southwest CARE Center
Santa Fe, Nuevo México

DISCARD

Westminster Public Library
3705 W. 112th Ave.
Westminster, CO 80031
www.westminsterlibrary.org

MAY   2017

Sede Central Mundial
Jones & Bartlett Learning
5 Wall Street
Burlington, MA 01803
978-443-5000
info@jblearning.com
www.jblearning.com

Los libros y productos de Jones & Bartlett Learning se encuentran disponibles a través de la mayoría de las librerías y sitios de venta de libros online. Para ponerse en contacto con Jones & Bartlett Learning directamente, llame al 800-832-0034, fax 978-443-8000, o visite nuestro sitio web, www.jblearning.com.

Se encuentran disponibles importantes descuentos en pedidos de publicaciones de Jones & Bartlett Learning a gran escala para empresas, asociaciones profesionales y otras organizaciones calificadas. Para obtener detalles e información específica sobre dichos descuentos, sírvase ponerse en contacto con el Departamento de ventas especiales de Jones & Bartlett Learning, utilizando la información de contacto mencionada anteriormente, o enviando un email a specialsales@jblearning.com.

Copyright © 2018, Jones & Bartlett Learning, LLC, una empresa Ascend Learning

Todos los derechos reservados. Ninguna parte del material protegido por estos derechos de autor podrá reproducirse o utilizarse de manera alguna, electrónica o mecánica, incluyendo fotocopia, grabación o por ningún sistema de almacenamiento y recuperación de información, sin el permiso por escrito del titular del derecho de autor.

El contenido, declaraciones, puntos de vista y opiniones contenidas en el presente, constituyen la expresión exclusiva de los respectivos autores y no la de Jones & Bartlett Learning, LLC. Las referencias a cualquier producto, proceso o servicio comercial que aparecen en el presente por su nombre comercial, marca registrada, fabricante u otro, no constituye ni implica su respaldo ni recomendación por parte de Jones & Bartlett Learning, LLC y dichas referencias no se podrán utilizar con fines publicitarios ni de recomendación del producto. Todas las marcas registradas que aparecen son las marcas registradas de las partes señaladas en el presente. *100 preguntas y respuestas sobre el VIH y SIDA, cuarta edición* es una publicación independiente y no ha sido autorizada, patrocinada o de ningún modo aprobada por los propietarios de las marcas registradas o marcas de servicio a las que se hace referencia en esta publicación.

Este libro puede contener imágenes en las que aparezcan modelos. Estos modelos no necesariamente respaldan, representan o participan de las actividades representadas en dichas imágenes. Cualquier captura de pantalla que aparezca en esta publicación solo tiene fines educativos e instructivos. Cualquier individuo o situación presentados en los estudios de casos en toda esta publicación, pueden ser reales o ficticios, pero solo son utilizados con fines instructivos.

Los autores, el editor de redacción y la casa editorial han realizado todos los esfuerzos necesarios para brindar información precisa. Sin embargo, los mismos no son responsables por los errores, omisiones o por ninguna consecuencia relacionada con la utilización del contenido de este libro y no se hacen responsables por el uso de los productos ni procedimientos descritos. Puede que los tratamientos y efectos secundarios detallados en este libro no sean aplicables para todas las personas. Del mismo modo, algunas personas pueden requerir una dosis o experimentar algún efecto secundario que no se describe en el presente. Los fármacos y equipos médicos de los que se habla pueden presentar una disponibilidad limitada, controlada por la Administración de Medicamentos y Alimentos de los Estados Unidos (FDA, por sus siglas en inglés) para su uso únicamente en un estudio de investigación o ensayo clínico. Las normativas sobre investigación, práctica clínica y gubernamentales, cambian a menudo las normas aprobadas en este campo. Cuando se toma en consideración la utilización de cualquier fármaco dentro del entorno clínico, el prestador de servicios de salud o el propio lector son los responsables tanto de determinar la condición de dicho fármaco ante la FDA, leyendo el prospecto de su envase y revisando su información farmacológica para las recomendaciones más actualizadas relativas a sus dosis, precauciones y contraindicaciones, como de determinar la utilización adecuada del producto. Esto es particularmente importante para el caso de fármacos que son nuevos o que se utilizan raramente.

Créditos de la producción

Redactor de adquisiciones: Teresa Reilly
Manager de producción: Daniel Stone
Redactor de producción asociado: Alex Schab
Administrador de proveedor: Nora Menzi
Supervisor de control de producción e inventario:
  Amy Bacus
Gerente de marketing: Lindsay White
Director de Derechos y Medios: Joanna Gallant
Especialista en derechos y medios: Wes DeShano
Composición: PHi Business Solutions Ltd.

Diseño de la cubierta: Carolyn Downer
Imágenes de la cubierta: Top left: © Brand X Pictures/DigitalVision/Getty
  Superior derecha: © Tetra Images/Getty
  Inferior: © Sam Edwards/Caiaimage/Getty
Impresión y encuadernación: Edwards Brothers Malloy
Impresión de la cubierta: Edwards Brothers Malloy

ISBN: 978-1-284-12655-6

6048

Este libro está dedicado a Joel Meneses, mi esposo, compañero y amigo, que continúa enriqueciendo y haciendo mi vida más feliz (aún hoy, ¡luego de cuarta ediciones!).

El autor y el editor quisieran agradecer y reconocer el aporte de Mike Willis y Rose Ramroop, dos pacientes con infección por VIH que han compartido generosamente sus experiencias, observaciones y consejos para afrontar esta condición. En todo este libro, los comentarios de Mike y Rose brindan lo que esperamos y aspiramos a que sea valiosa información "desde dentro" para los lectores, proveniente de dos individuos que viven vidas plenas estando infectados con el VIH. Gracias Mike y Rose.

Mike Willis vive y trabaja en Baltimore, Maryland. Aboga por la causa de las personas que viven con VIH en el Chase-Brexton Health Services y es músico en su tiempo libre. Su credo respecto de los medicamentos es: "Si no puedes cumplir con la adherencia, ¡al menos cumple las órdenes!"

Rose Ramroop también vive en Baltimore. Ha trabajado durante 22 años en la Johns Hopkins University y ahora es asesora en VIH del programa de mujeres con VIH de dicha universidad. Ha participado del Baltimore Ryan White Planning Council y es miembro de la junta asesora para el Registro de embarazo antirretroviral. Ha disertado sobre el VIH en mujeres y niños dentro del país y en el extranjero. Es la orgullosa madre de cuatro hermosas hijas y pasa su tiempo libre disfrutando de la vida junto a su familia.

CONTENIDOS

Parte 1: *Ahora que lo sabe*   *1*

Las preguntas 1 a 6 brindan información para las personas que han sido recientemente diagnosticadas con infección por VIH.

1. ¿Cuál es mi pronóstico?
2. ¿Puedo vivir una vida normal? ¿Qué sucede con el sexo y las relaciones?
3. ¿Qué hago ahora?
4. ¿A quién le debo decir?
5. ¿Debo continuar trabajando?
6. ¡Pero *no lo* sé! ¿Debo someterme a una prueba?

Parte 2: *Aspectos básicos*   *13*

Las preguntas 7 a 14 le dirán lo que necesita saber sobre el VIH, su sistema inmunitario y sobre la enfermedad, para que pueda entender su situación, a su proveedor de servicios médicos, sus opciones de tratamiento y cómo vivir con la infección del VIH.

7. ¿Qué es el VIH?
8. ¿De dónde surge el VIH?
9. ¿Cómo es que el VIH puede enfermar?
10. ¿Cuál es la diferencia entre VIH y SIDA?
11. ¿Cuáles son las etapas de la infección por VIH?
12. ¿Cómo se contagia el VIH?
13. ¿Cómo se puede prevenir una infección por VIH?
14. ¿Por qué no existe una cura?

CONTENIDOS

Parte 15: Vivir con la infección por VIH — 189

Las preguntas 90 a 96 tratan sobre consideraciones sobre el estilo de vida, importantes para las personas VIH positivas.

Parte 16: Preguntas para todos aquellos que todavía tienen preguntas — 201

Las preguntas 97 a 100 tratan sobre algunas preguntas controvertidas que todavía surgen respecto a la infección por VIH.

Es muy difícil vivir con las personas que uno ama y evitar brindarles consejo.

—Anne Tyler, *Celestial Navigation*, 1974

Luego de más de 30 años desde que comenzó la epidemia de VIH, existe una cantidad enorme de información disponible tanto para pacientes como para médicos sobre el VIH y SIDA. Habiendo infinidad de sitios web, manuales y volantes, uno podría preguntarse si existe la necesidad de que haya otro libro más sobre el SIDA. Les responderé que hoy, más que nunca, necesitamos ayudar a que nuestros pacientes se tomen el tiempo para preguntar y hallar las respuestas acerca de cómo prevenir y vivir con el VIH. En esta época de atención administrada y de consultas médicas de 15 minutos, nunca existe el tiempo suficiente para responder como se debe las preguntas que cualquier persona diagnosticada con VIH necesita formular. *100 preguntas y respuestas sobre el VIH y SIDA, cuarta edición* es un recurso importantísimo para las personas viviendo con VIH así como para sus amigos, sus familiares y los proveedores de servicios médicos. Joel Gallant, un considerado y experimentado proveedor de servicios médicos en VIH que ha estado a la vanguardia de la atención del VIH por casi dos décadas, ha realizado un magnífico trabajo acotando las preguntas que surgen, desde el momento del diagnóstico de VIH, hasta los varios aspectos que conlleva el vivir una vida plena teniendo VIH. Las respuestas prácticas, concisas y de apoyo que brinda Joel para una amplia gama de preguntas, guían al lector a través del proceso de adaptarse a un diagnóstico de VIH, obtener atención y tomar decisiones informadas para los años venideros.

Judith Currier, MD
Profesora de medicina
Jefe, División de enfermedades infecciosas
Directora asociada del Centro de Investigación Clínica y
Educación del SIDA de UCLA
David Geffen School of Medicine,
University of California, Los Angeles

Introducción y prefacio a la primera edición

He estado trabajando en el campo del VIH/SIDA desde el comienzo de la epidemia. Mi formación comenzó desde el "punto cero": San Francisco en 1981. Mi historia puede sonar a historia antigua para aquellos de ustedes, demasiado jóvenes para recordar una época libre de SIDA, pero necesitamos de la historia para que nos enseñe en qué situación estuvimos y cuánto hemos avanzado. Mi primer paciente de mi primera pasantía como estudiante en el San Francisco General Hospital era un joven gay aterrorizado que padecía de neumonía por *Pneumocystis* a quien yo había admitido en la primera sala dedicada al SIDA del mundo, el mismo día de su inauguración. Siendo yo mismo un joven gay aterrorizado, no me di cuenta de la importancia histórica de aquel día. Estaba demasiado preocupado por mi propio miedo. Me había asumido como homosexual hacia el final de los años 1970, cuando pensábamos que lo peor que nos podíamos contagiar sexualmente era herpes y cuando los condones eran cosas extrañas que utilizaban los heterosexuales para evitar dejar embarazadas a las mujeres. Sabía que me encontraba en gran riesgo de padecer esa misma enfermedad que estaba matando a aquellos hombres que yo admitía en la sala. En cada joven del que me ocupaba, me veía a mí mismo y a mi futuro, lo que hacía difícil valorar los desafíos intelectuales o el significado histórico de todo lo que estaba aprendiendo y experimentando.

En aquella época de mi vida, no era capaz de enfrentar la idea de tener una carrera médica dedicada al cuidado de hombres homosexuales agonizantes. En un ingenuo intento por escaparme de la plaga, me fui de San Francisco en 1985 y me mudé a New Haven, Connecticut, para realizar mi práctica profesional y residencia en Yale. Por supuesto, no me había escapado, pero en New Haven presencié una epidemia muy diferente, una que afectaba no solamente a los hombres homosexuales, sino también a los drogadictos, mujeres heterosexuales y sus niños.

Hubo algunos pequeños destellos de esperanza durante aquellos años: de mediados a fines de los 80. Se descubrió que el VIH era la causa del SIDA, y se comenzó a disponer de las pruebas de sangre. El AZT que, según los estudios preliminares, prevenía la muerte, se aprobó rápidamente. Pero el SIDA continuaba siendo una enfermedad devastadora y fatal que seguía expandiendo su alcance tanto dentro de los Estados Unidos, como por todo el mundo. Durante mi residencia, trabajé durante un tiempo en hospitales de Haití y del África subsahariana. La prueba de detección del VIH no se encontraba disponible entonces, pero el virus hizo sentir su presencia en cada clínica y en cada sala de hospital.

En un momento de mi residencia, me di cuenta de que la realidad de ser VIH positivo no podía ser mucho peor que la ansiedad y el insomnio que experimentaba por no conocer mi estado. Cuando finalmente se me diagnosticó como VIH negativo, luego de tantos años de miedo e incertidumbre, las cosas comenzaron rápidamente a verse diferente. Ahora, podía atender a personas con VIH sin tener que estar forzado a enfrentarme cada día con mi propia mortalidad. Aunque hubo desvíos a lo largo del camino, finalmente ingresé en la Johns Hopkins University, donde ya había tratado a personas infectadas con VIH, enseñado a los médicos clínicos sobre el tratamiento del mismo y realizado investigaciones sobre dicho tratamiento.

A mediados de los 90, la infección por VIH, rápidamente estaba pasando de ser una enfermedad progresiva, casi invariablemente fatal, a la enfermedad crónica y manejable que es hoy en día. La velocidad a la cual tuvo lugar esta transformación no tiene precedentes en la historia de la medicina. Aun así, la infección por VIH sigue siendo una enfermedad grave, que cambia la vida y que a veces puede ponerla en peligro.

La infección por VIH es única entre las enfermedades médicas. Se transmite sexualmente, ha causado la epidemia más grande a nivel mundial, surgió apenas hacia fines del siglo XX, afecta a personas que son marginalizadas o discriminadas, acarrea un enorme estigma social y ha transformado por completo al mundo donde vivimos. Este libro trata mayormente de los problemas médicos, pero es imposible tratar el tema del VIH sin también hablar acerca de relaciones, sexo y sexualidad, salud mental, abuso de sustancias, políticas y hasta nuestro lugar en el mundo y la responsabilidad que tenemos para con nuestros congéneres. Ya sea que nos encontremos enfrentando la infección por VIH como pacientes, médicos clínicos, investigadores o legisladores, siempre debemos ver al VIH tanto como una enfermedad que afecta a individuos como a una pandemia que afecta a sociedades enteras.

La AIDS Coalition to Unleash Power (Coalición del SIDA para desatar el poder, o "ACT UP", por sus siglas en inglés), acuñó la frase "Conocimiento = Poder". Según mi experiencia, las personas que más poder tienen sobre su enfermedad, son aquellas que se educan al respecto, buscan atención médica experta, cumplen con la adherencia en su tratamiento y optimizan los demás aspectos de su salud. *100 preguntas y respuestas sobre el VIH y SIDA* no es para nada el libro definitivo sobre el tema. Existen otros libros y recursos que brindan información más detallada y profunda. En vez de eso, espero que sirva como punto de partida para las personas infectadas por VIH y para aquellos a quienes les importan. Un punto de partida que conteste las preguntas que mis propios pacientes me formulan, en un lenguaje que sea fácil de entender. Espero que este libro sea el comienzo de un largo trayecto educativo y que le ayude a salir de una posición de miedo y colocarse en una de conocimiento y poder.

Joel Gallant, MD, MPH
Baltimore, Maryland
2008

Prefacio a la segunda edición

A causa del acelerado ritmo al que avanza la investigación y el desarrollo de medicamentos, los libros sobre el VIH pueden rápidamente tornarse obsoletos. Muchas cosas han cambiado desde que se publicó la primera edición de *100 preguntas y respuestas sobre el VIH y SIDA*, en 2008. La segunda edición ha sido ampliamente actualizada para incorporar los siguientes desarrollos importantes:

- Nuevos lineamientos e investigación que respaldan el tratamiento temprano de la infección por VIH

- Evidencia de que la infección por VIH que no se trata ocasiona inflamación y activación inmunológica que conllevan posibles consecuencias a largo plazo, entre las que puede aparecer el "envejecimiento prematuro"

- Investigación que demuestra la importancia del tratamiento de las personas VIH positivas para prevenir la transmisión, así como también la utilización de la profilaxis pre-exposición (PPrE) y de los microbicidas para que las personas VIH negativas puedan prevenir la infección

- Nuevos medicamentos para el tratamiento de la infección por VIH, entre ellos, nuevos regímenes de una sola tableta, una vez al día; con recomendaciones actualizadas para los tratamientos de primera línea y una nueva tabla con las ventajas y desventajas de los regímenes iniciales comunes

- Nuevos tratamientos para la coinfección por hepatitis C, que aumentan la posibilidad de cura

- Información sobre el uso de las vacunas más nuevas (varicela, herpes zóster, VPH) en personas VIH positivas

- Recomendaciones actualizadas para la detección de osteoporosis en personas VIH positivas
- El impacto de los cambiantes aspectos económicos del cuidado de la salud, entre ellos la reforma del sistema de salud, sobre el VIH en los Estados Unidos
- El optimismo renovado de poder algún día hallar la cura para la infección por VIH

Existen muchas otras versiones actualizadas y revisiones que no he enumerado aquí, especialmente en el área del tratamiento antirretroviral. Espero que esta segunda edición de *100 preguntas y respuestas sobre el VIH y SIDA* resulte útil e informativa, tanto para los lectores más conocedores de la primera edición, como para aquellos que recién están comenzando con su aprendizaje.

Joel Gallant, MD, MPH
Baltimore, Maryland
2012

Prefacio a la tercera edición

Desde la publicación de la segunda edición de *100 preguntas y respuestas sobre el VIH y SIDA*, muchas cosas han cambiado en el mundo del tratamiento y la prevención del VIH y en mi propia vida. En 2013, luego de estar 24 años en Baltimore y 21 en la facultad de la Johns Hopkins University, mi esposo y yo nos mudamos a Santa Fe, Nuevo México, donde ocupé un puesto trabajando con mi buen amigo el Dr. Trevor Hawkins como director médico de la clínica de VIH en el Southwest CARE Center, una clínica comunitaria sin fines de lucro, que también brinda atención primaria y tratamiento para la hepatitis C. Santa Fe se ha convertido en mi segundo hogar desde finales de los 90 y, por más que haya querido a Baltimore, mi trabajo y a mis colegas allí, en Hopkins; ansiaba vivir en el sudoeste del país. Cuando el puesto en Santa Fe estuvo disponible, sentí que era el momento perfecto para comenzar una nueva etapa de mi vida y mi carrera. Mis amigos y colegas rápidamente se dividieron en dos bandos: los que pensaban que estaba loco por dejar mi profesorado en Hopkins y los que envidiaban mi nuevo estilo de vida.

La vida es buena en Santa Fe, un hermoso pueblo con la riqueza cultural y culinaria de una gran ciudad, 300 días soleados al año y un clima que permite la vida al aire libre 9 de los 12 meses del año. Mi clínica queda a 15 minutos en bicicleta desde mi casa y a unas pocas millas, hay hermosos caminos de montaña y pistas de esquí. Nuestra clínica es un lugar cómodo y amigable, lleno de gente compasiva, dedicada y comprensiva, donde puedo realizar investigaciones clínicas sin los obstáculos burocráticos de un centro médico académico. Aun cuando a veces extraño la profundidad y el alcance de la ciencia y la medicina dentro de un ambiente académico, no extraño la lucha constante para conseguir ayuda financiera que sostenga mi salario. Algunos nombramientos de miembros del cuerpo académico de la Universidad de Nuevo México me permiten seguir dando clases y permanecer activo en comités de lineamientos, actividades en favor de la lucha contra el VIH y educación médica. En resumen, no me arrepiento. Nadie debe hacer lo mismo por siempre.

Pero basta de hablar de mí. No estoy actualizando este libro solamente para contarles acerca de mi mudanza a Nuevo México; existen muchas noticias del mundo del VIH que hicieron que una revisión resultara fundamental:

- El consenso, al menos en los Estados Unidos, de que el tratamiento contra el VIH debe comenzar en el momento del diagnóstico
- Evidencia creciente de que existen consecuencias a largo plazo de la infección por VIH no tratada, ocasionadas por la inflamación crónica y la activación inmunológica
- Abrumador acuerdo sobre los beneficios de la prevención del tratamiento contra el VIH
- Estudios convincentes que demuestran que la profilaxis pre-exposición (PPrE) previene la infección por VIH y nuevos lineamientos de los EE.UU. que recomiendan su uso
- Mejoras en las pruebas de VIH, entre ellas la disponibilidad de nuevas pruebas rápidas y otras caseras, así como pruebas de cuarta generación que revelan el resultado positivo en mucho menos tiempo luego de ocurrida la infección
- Nuevos medicamentos para el tratamiento de la infección por VIH, entre ellos, más regímenes de combinación de tabletas o de una sola tableta, una vez al día

- La disponibilidad de una nueva prueba de resistencia que puede realizarse con una carga viral indetectable y que puede detectar mutaciones de resistencia que usted haya acumulado en el pasado

- Un entusiasmo creciente por el tipo de medicamentos contra el VIH conocidos como inhibidores de la integrasa, que ahora pueden ser la mejor elección para el tratamiento inicial de la mayoría de las personas VIH positivas

- Desarrollos revolucionarios en el tratamiento y la cura de la hepatitis C, con la aprobación de tratamientos seguros, bien tolerados y convenientes, que pueden erradicar la enfermedad en solamente 8 a 12 semanas

- El impacto continuo de los cambiantes aspectos económicos del cuidado de la salud, entre ellos la reforma del sistema de salud sobre el VIH en los Estados Unidos

- El sostenido optimismo (y algunos retrocesos) en la búsqueda de una cura para el VIH

Espero que esta tercera edición de *100 preguntas y respuestas sobre el VIH y SIDA* resulte útil e informativa, tanto para los lectores de las primeras dos ediciones, como para aquellos que recién están comenzando con su aprendizaje.

Joel Gallant, MD, MPH
Santa Fe, Nuevo México
2015

Prefacio a la cuarta edición

El desarrollo principal necesitó de una cuarta edición inmediatamente después de la publicación de la tercera por la aprobación de varios productos que contienen tenofovir alafenamida (TAF), una versión más segura que el tenofovir disoproxil fumarate (TDF). La mayor parte de las revisiones se encuentra en la parte 6, donde se habla sobre el comienzo de la terapia antirretroviral, y en la parte 8, que comprende los efectos colaterales y la toxicidad.

También actualizamos el debate sobre cuándo comenzar el tratamiento, haciendo mención al nuevo enfoque de inicio rápido, en el cual las personas pueden comenzar el tratamiento inmediatamente después del diagnóstico, a veces el mismo día. Gracias a la seguridad y practicidad de los regímenes antirretrovirales ya no es necesario esperar los resultados de laboratorio y las extensas sesiones de terapia de counseling y capacitación antes de comenzar con la terapia.

Mientras escribo esto, en medio de una importante transición de poder en Washington, enfrentamos una gran incertidumbre sobre el futuro de la atención médica y la financiación del VIH, sin mencionar la atención de salud general en los Estados Unidos. Es indudable que el futuro nos depara grandes cambios en los próximos meses y años. Espero que en nuestra próxima edición podamos contar que todo está bien. Mientras tanto, manténgase informado y activo y vote. ¡Siempre!

Joel Gallant, MD, MPH
Santa Fe, Nuevo México
2017

RECONOCIMIENTOS

Me encuentro en deuda con muchos colegas y amigos, entre ellos, Jean Anderson, Adriana Andrade, Michael Becketts, Todd Brown, Joseph Cofrancesco, Jeanne Marrazzo, George Siberry y Wenoah Veikley, quienes revisaron secciones de este libro, aportaron valiosos comentarios y hallaron errores importantes. Estoy especialmente agradecido con Roy Gulick, Jo Leslie, Michael Willis y a mi madre, Donna Gallant, cada uno de los cuales revisaron el manuscrito entero y ofrecieron sugerencias invalorables. La crítica integral de Mary Beth Hansen del manuscrito, hizo finalmente que este libro resultara mucho mejor y de mayor utilidad. Finalmente, agradezco a mis pacientes, que cada día me enseñaron algo nuevo.

PARTE UNO

Ahora que lo sabe

¿Cuál es mi pronóstico?

¿Puedo vivir una vida normal?
¿Qué sucede con el sexo y las relaciones?

¿A quién le debo decir?

Más …

Tratamiento antirretroviral (TAR)

Tratamiento con fármacos que impide que el VIH se replique y que mejora la función del sistema inmunitario.

Virus

Un organismo microscópico compuesto de material genético (ADN o ARN) dentro de una cubierta proteínica.

Tratamiento antirretroviral de gran actividad (TARGA)

Tratamiento antirretroviral destinado a reducir la carga viral a niveles indetectables, utilizando una combinación de varios agentes para prevenir la resistencia (ahora conocido usualmente solo como tratamiento antirretroviral [TAR]).

Tratamiento de combinación de antirretrovirales (cART, por sus siglas en inglés)

Otro término para "TARGA".

1. ¿Cuál es mi pronóstico?

¡Su pronóstico es excelente! La infección por VIH ya no es la enfermedad fatal y progresiva que era en los 80 y a principios de los 90. El recuerdo de aquellas épocas horribles, junto con el estigma que todavía rodea a la infección por VIH pueden hacer que el enterarse de que usted es VIH positivo sea más difícil de lo que debiera. Con el tratamiento adecuado, la infección por VIH es una enfermedad crónica y manejable. Si el diagnóstico no viniera con tanta carga emocional, social e histórica, la gente reaccionaría ante el mismo de la misma forma en la que lo harían si se enteraran de que tienen diabetes o artritis. Es cierto, estos no son ejemplos totalmente adecuados, ya que la diabetes o la artritis no se pueden contagiar. Por otro lado, el tratamiento para el VIH es por mucho más sencillo y eficaz que el tratamiento para cualquiera de esas otras enfermedades.

Tratamiento antirretroviral (TAR) es el término que utilizamos para describir los medicamentos que detienen la duplicación del **virus** (multiplicación o reproducción). Cuando en este libro me refiera a "tratamiento", me voy a estar refiriendo al TAR. Otros términos que podrá escuchar a menudo son **tratamiento antirretroviral de gran actividad (TARGA)**, **tratamiento de combinación de antirretrovirales (cART, por sus siglas en inglés)**, y "Cóctel", términos que fueron acuñados para distinguir los tratamientos de combinación de las terapias menos efectivas que se utilizaban en los años 80 y a principios de los 90. Sin embargo, ya que *todos* los TAR ahora son TARGA y cART, creo que es más fácil utilizar solamente el término "TAR". Al detener la **replicación** del VIH, el TAR evita que el **sistema inmunitario** (el sistema del cuerpo que lucha contra infecciones y cánceres) resulte dañado y pueda recuperarse. El desarrollo del TAR se ubica, junto al descubrimiento de los antibióticos, como uno de los logros más grandes de la medicina del siglo XX y, en el siglo XXI, el tratamiento continúa mejorando.

El TAR ha cambiado por completo el panorama para las personas infectadas por el VIH. No existe un límite de tiempo para los beneficios del tratamiento, una vez que se lo comienza. Si usted toma los medicamentos con constancia, puede mantener el VIH controlado de por vida, una *larga* vida, y solamente estará obligado a cambiar de tratamiento a causa de los efectos secundarios o porque surjan mejores fármacos.

Si ha sido diagnosticado recientemente, planifique su futuro pensando en que va a ser uno muy largo, en el que va a vivir lo suficiente como para morir de vejez. No es necesario que cambie sus planes de vida a causa de este diagnóstico.

Si comienza con el TAR inmediatamente y con constancia, probablemente pueda lograr una longevidad normal y fallecer a causa de la edad. Aunque no podamos todavía prometerle que la calidad de su vida será exactamente la misma que la que tendría si no fuera positivo, no tengo problemas en decirles a mis pacientes que virtualmente podemos eliminar la posibilidad de que alguna vez vayan a fallecer a causa del SIDA.

Comentario de Rose:

Cuando me diagnosticaron, pensé que mi vida se había acabado y que no viviría para ver crecer a mis hijos. Me volví autodestructiva, ya que pensaba que no tenía futuro. No conocía nada respecto del VIH, excepto lo que había oído de la gente de mi comunidad. En las noticias, oía acerca de gente que enfrentaba la discriminación y el estigma y que luchaban por permanecer con vida. Supuse que así iba a ser la vida para mí.

Me tomó 8 años estar lista para aprender acerca de la enfermedad. También tuve que aprender cosas de mí misma, antes que aceptar la imagen que la gente de la comunidad tenía sobre las personas como yo. Ahora vivo una vida normal.

AHORA QUE LO SABE

Cóctel

Un término desactualizado, que describe un régimen antirretroviral (una combinación de fármacos antirretrovirales).

Replicación

La reproducción o multiplicación de un organismo, entre ellos el VIH. La replicación del VIH es un proceso complejo y de varias etapas, que involucra la infección de una célula humana y la utilización tanto de enzimas virales como de mecanismos celulares humanos para crear nuevas partículas de virus, que luego se liberan y pueden infectar nuevas células.

Sistema inmunitario

El sistema del cuerpo que combate las infecciones.

Si comienza con el TAR inmediatamente y con constancia, probablemente pueda lograr una longevidad normal y fallecer a causa de la edad.

Trabajo y tengo una familia maravillosa. Ahora soy sincera respecto de mi estado de VIH y ayudo a otras personas VIH positivas como una asesora que también es su par.

2. ¿Puedo vivir una vida normal? ¿Qué sucede con el sexo y las relaciones?

Usted *puede* llevar una vida normal… con unos pocos ajustes. Comparado con alguien que no padece de afecciones médicas crónicas, deberá realizar más consultas médicas y tomar medicación. Sin embargo, el tratamiento para la infección por VIH ahora es muy sencillo. Muchos de mis pacientes ahora solamente toman una píldora una vez al día y me vienen a ver unos 30 minutos cada 3 a 6 meses. Se mantienen ocupados con el trabajo o los estudios, pueden viajar, permanecer activos físicamente y sostener relaciones.

Los ajustes más grandes, a menudo son aquellos que tienen que ver con sus relaciones con los demás. Puede que sus amigos y familiares deban aprender antes de que lo puedan tratar como lo hacían habitualmente. Las relaciones sexuales plantean un desafío especial. Las parejas existentes, de ser negativas, deberán enfrentar su propio miedo a la infección, un miedo ante el que no todas las relaciones sobreviven. Iniciar relaciones nuevas, acarrea problemas complejos de **revelación** y el miedo ante el rechazo o la falta de confidencialidad (pregunta 4).

Revelación

El proceso de revelar su estado de VIH a otros.

Puede que hoy resulte difícil de creer, pero con el tiempo, la infección por VIH se encontrará muy abajo en la lista de sus preocupaciones diarias y tendrá poca repercusión sobre la manera en que viva su vida y en las decisiones que tome. Llegar a ese punto lleva tiempo, apoyo y, a veces, orientación. Puede que ahora se sienta abrumado, pero no se deje vencer…*¡la cosa mejora!*

3. ¿Qué hago ahora?

En un momento como este, lo último que se puede imaginar es que necesita una lista de tareas, pero existen algunas cosas importantes que debe realizar más bien temprano que tarde. Mantenerse ocupado con actividades constructivas puede ayudarle a enfrentar su reciente diagnóstico.

- Comuníqueselo a sus contactos: Cualquier persona a la cual usted pueda haber infectado o que pueda haberlo infectado a usted, debe ser notificada de inmediato (preguntas 4 y 85).

- Halle un proveedor de servicios médicos con experiencia en VIH. La pregunta 18 trata sobre cómo hallar un proveedor con experiencia en el tratamiento de la infección por VIH.

- Sométase a pruebas de laboratorio. Las pruebas más importantes son el **recuento de CD4** (o **recuento celular de CD4**, llamado a veces "recuento de células T"), la **carga viral** (**ARN de VIH en plasma**) y una **prueba de resistencia**, de la que se habla en la **parte 5**.

- Aprenda. Leer este libro es un buen comienzo, pero la cosa no termina aquí. Hallará más fuentes de información en el Anexo.

- Piense sobre el dinero. ¿Cómo va a pagar la atención médica? ¿Tiene un seguro médico? ¿Qué cubre dicho seguro? ¿Cumple con los requisitos para obtener beneficios a causa de su infección por VIH? De no estar seguro, hable con un trabajador social o un administrador de casos (pregunta 21).

- Obtenga apoyo. Busque las personas en su vida con las que pueda hablar acerca de su infección por VIH y cuénteles. De no haber con quién, busque un buen consejero, terapeuta o grupo de apoyo. ¡No pase por todo esto usted solo (pregunta 4)!

Recuento de CD4 (o recuento celular de CD4)

Una prueba de laboratorio que mide la cantidad de células CD4 en sangre (expresada como cantidad de células por milímetro cúbico). El recuento de CD4 es la medida más importante de la inmunosupresión y el indicador más importante de la necesidad de tratamiento.

Carga viral (o ARN de VIH en plasma)

Una prueba de laboratorio que mide la cantidad de virus VIH en el plasma (sangre), expresada como "copias por milímetro". La carga viral predice la velocidad de la progresión hacia el SIDA. Es la prueba más importante para medir la efectividad del TAR y ayuda también a determinar la necesidad de tratamiento.

Prueba de resistencia

Una prueba de sangre (ya sea un genotipo o fenotipo) que busca VIH resistente a medicamentos antirretrovirales.

Comentario de Mike:

Luego del resultado positivo de mi prueba de VIH, consulté con un psicólogo. Me traté con él durante un año antes de juntar el valor para decirle a mi familia. Ahora que lo saben, nos llevamos mejor y los veo más a menudo de lo que lo hacía antes de ser diagnosticado. La terapia me ayudó a estar más cómodo conmigo mismo. Enfrentar una enfermedad que conlleva un riesgo de vida hizo surgir todas las inseguridades que siempre sentí acerca de todo. Tener a alguien para hablar que fuera ajeno a mi vida me ayudó muchísimo. Como dijo mi mejor amigo "De esta forma, no te vas a ir quedando sin amigos".

4. ¿A quién le debo decir?

Contarle a la gente su situación frente al VIH es un gran paso, especialmente cuando recién se ha enterado de que es positivo. A algunas personas hay que comunicárselo de inmediato, pero debe tener tiempo para considerar contárselo a otras.

Es importante comunicárselo a la gente a la que usted puede haber infectado o que puedan haberlo infectado a usted: compañeros sexuales o personas con quienes haya compartido agujas. Deben saberlo para poder someterse a las pruebas, por su propio bien y para proteger a otros. Su proveedor, consejero o administrador de casos también pueden ser capaces de ayudarle a comunicárselo a sus parejas. Si estas no resultan buenas alternativas, las secretarías de salud de los diferentes estados pueden notificarle a sus contactos y aconsejarles que se sometan a pruebas, sin revelar su nombre.

Considere decirle a amigos o miembros de su familia en los cuales confíe para que puedan brindarle apoyo emocional. Es fundamental tener un sistema de apoyo sólido. Piense en las personas importantes de su vida. ¿Estarán ahí cuando las necesite? ¿Respetarán su confidencialidad? Si es así, considere decírselos. No es necesario que sus familiares lo sepan por el mero hecho de ser familia. Usted no los está poniendo en riesgo y puede que termine viviendo más que ellos. Deberá contarles, si alguno de ellos formará parte de su red de apoyo.

Si no se siente cómodo diciéndoles a sus amigos o familiares, entonces tendrá que buscar en otros lados. Pregunte en su comunidad acerca de grupos de apoyo, consejeros, pares de apoyo o terapeutas. Los grupos de chat en internet pueden resultar ser fuentes malísimas de información médica, pero pueden servir como lugares donde compartir sus experiencias con otras personas VIH positivas dentro de un entorno anónimo.

También debe informarle a su proveedor de servicios médicos, entre ellos, médicos, dentistas, consejeros y terapeutas. Ellos deben conocer su situación frente al VIH para poder atenderlo adecuadamente. Si tiene un proveedor al que siente que no le puede contar, puede que sea momento de cambiarlo.

No necesita decirle a su empleador, a sus compañeros de trabajo, a su plomero o a la persona que se sienta al lado de usted en el autobús.

Existe otro tema, que odio mencionar porque me enfurece, pero que es importante. Muchos estados y algunas ciudades tienen leyes de notificación a las parejas, que le obligan a revelarle su situación frente al VIH a sus parejas o compañeros sexuales, o con quienes comparte agujas. El no hacerlo se considera un crimen, aún si usted usa un condón y no se produce ningún contagio. Las leyes de criminalización del VIH nunca se basan en la ciencia precisa y, desde el punto de vista de la prevención, resultan contraproducentes, ya que pueden hacer que las personas eviten someterse a las pruebas o que busquen atención médica. Pero hasta que podamos deshacernos de ellas, es importante que conozca las leyes vigentes en el lugar donde vive.

Comentario de Mike:

A veces he tenido que consolar a las personas a las que decidí contarles. Me he encontrado teniendo que asumir el papel de la persona que ayuda en vez del de la que necesita sentirse ayudada. También descubrí que nadie guardó mi secreto. Estén preparados.

Comentario de Rose:

Tengan cuidado a quienes le cuentan y háganlo con precaución. Cuando recién me diagnosticaron, hace 30 años, le conté a mi madre y a mi hermana menor. Al principio me apoyaron muchísimo, pero temían que todos los demás se enteraran. Mi hermana le comentó a la gente que yo moriría en 6 meses a causa de un tumor cerebral. Mi mamá solamente me invitaba a mí y a mis hijos cuando no había nadie más presente. Debíamos beber de vasos de papel, comer en platos de cartón y sacar nuestra propia basura. Cuando finalmente no morí luego de los 6 meses, mi hermana comenzó a decirle a la gente que mi hija y yo éramos positivas, pensando que así protegería a la comunidad.

Para mí, las cosas mejoraron cuando comencé a hablar públicamente sobre el VIH. Hablé de la discriminación a la que me había enfrentado dentro de mi propia familia. A medida que mi familia fue aprendiendo, me brindaron más apoyo. Se disculparon por la forma en la que me habían tratado, pero yo todavía siento enojo.

Terminé atendiendo a mi madre cuando tuvo cáncer. No le expresé mi enojo, ya que estaba muriendo y yo la amaba. Me gustaría que me hubieran tratado del mismo modo.

5. ¿Debo continuar trabajando?

La mayoría de las personas con VIH continúan trabajando. Tiene un largo camino frente a usted y va a necesitar recursos y seguro médico, sin mencionar la oportunidad de seguir siendo productivo y conservar un sentido de propósito en la vida.

Si ahora se encuentra enfermo, puede que esté incapacitado, pero si todavía no ha comenzado con el TAR, dicha incapacidad debería ser temporaria. Va a mejorar muchísimo una vez que comience con el tratamiento. La infección por VIH a veces puede conducir a una incapacidad permanente a pesar del tratamiento, especialmente en aquellos que padecen de la enfermedad en estado avanzado, o en quienes desarrollan complicaciones graves con consecuencias duraderas. Si siente que no es capaz de trabajar, hable con su proveedor, un trabajador social o un administrador de casos. Puede que cumpla con los requisitos para obtener pagos por incapacidad mediante su empleador o su seguro privado por incapacidad, **Seguro por Incapacidad de la Seguridad Social (SSDI, por sus siglas en inglés)**, o **Ingreso Suplementario de la Seguridad Social (SSI, por sus siglas en inglés)**. Si pretende continuar trabajando pero anticipa que va a necesitar ausentarse frecuentemente debido a las consultas médicas o problemas de salud, considere solicitar los beneficios otorgados por la **Ley de licencia por razones médicas y familiares (FMLA, por sus siglas en inglés)**, que resguardarán su puesto de empleo durante dichas ausencias. La información sobre la FMLA se encuentra disponible en línea o a través del departamento de recursos humanos en el lugar de su empleo.

Muchas personas VIH positivas ya se encuentran bien, pero siguen recibiendo pagos permanentes por incapacidad a causa de las complicaciones que sufrieron años

---

AHORA QUE LO SABE

Seguro por incapacidad de la seguridad social (SSDI, por sus siglas en inglés)

Un beneficio mensual de la seguridad social para personas con incapacidad que han trabajado en el pasado y han pagado la cantidad mínima de impuestos para la seguridad social.

Ingreso suplementario de la seguridad social (SSI, por sus siglas en inglés)

Un programa de asistencia de dinero en efectivo a nivel federal, diseñado para ayudar a los ancianos, ciegos y discapacitados que poseen ingresos bajos o ningún ingreso para pagar sus necesidades básicas.

Ley de licencia por razones médicas y familiares (FMLA, por sus siglas en inglés)

Una ley federal que le permite que la gente pueda tomarse tiempo libre del trabajo, sin temor a un despido o a la pérdida de beneficios, para poder tratar así sus propios problemas médicos crónicos o los de los miembros de sus familias. Las personas que necesitan esta protección, deben presentar con anticipación formularios a sus empleadores.

Se recomienda la prueba de rutina para la detección del VIH a todos los adultos y adolescentes, lo que significa que todos deben conocer su situación frente al VIH.

atrás. Algunos de ellos ya no trabajan, mientras que otros han elegido renunciar a sus beneficios por incapacidad y volver al trabajo. Esta puede ser una decisión difícil de tomar. Resulta difícil volver a trabajar luego de años de no hacerlo, explicar a un potencial empleador los largos períodos no trabajados que figuran en su legajo laboral, abandonar un ingreso fijo y otros beneficios que a menudo se otorgan cuando uno se encuentra incapacitado, entre ellos, Medicaid. Por otro lado, los subsidios por incapacidad no están garantizados de por vida. Las solicitudes deben renovarse regularmente y, a menos que sus registros médicos indiquen que se encuentra *actualmente* incapacitado, le podrían suspender los pagos. (Por ejemplo, si la nota que le dio su médico durante su última consulta dice: "Se encuentra muy bien, sin problemas médicos. Acaba de regresar de una agradable excursión de esquí en las Rocallosas", ¡le deseo muy buena suerte cuando trate de justificar su solicitud de renovación!)

Si siente que es capaz de regresar a su trabajo luego de un período de tiempo de incapacidad, existen programas de transición que ofrecen programas para la vuelta al trabajo federales y de los diferentes estados, además de beneficios. Si se encuentra con dudas acerca de esta decisión, háblelo con su proveedor, trabajador social o administrador de casos.

Comentario de Mike:

Cuando me diagnosticaron, me encontraba lo suficientemente enfermo como para solicitar beneficios del SSDI. El SSDI apesta. Para empezar, el dinero que te dan es poco. Y esperen a conocer a una potencial pareja que les pregunte: "Entonces, ¿de qué trabajas?" No se puede acceder a Medicare hasta después de haber estado recibiendo el SSDI durante 2 años, por lo que me encontraba sin seguro médico, lo cual era preocupante. Cuando mi salud mejoró, volví a trabajar y me alegra haberlo hecho. El trabajo me da un sentido de propósito. Es divertido y la paga es mejor. Cuando el Sr. Correcto me pregunte donde trabajo, no voy a tener que mirarme los zapatos y murmurar.

Comentario de Rose:

Trabajar me hace sentir que estoy realizando un aporte. Soy parte de la sociedad y llevo una vida normal. No todo el mundo puede trabajar, pero, para mí, es parte de mi terapia y me mantiene con vida. Mi trabajo me brinda un objetivo y un propósito. También es divertido demostrarle que estaban equivocados, a todos aquellos que me dijeron que estaría demasiado enferma para trabajar.

6. ¡Pero <u>no lo</u> sé! ¿Debo someterme a una prueba?

Si se encuentra leyendo este libro y se está haciendo esta pregunta, la respuesta es ¡*sí*! Se recomienda la prueba de rutina para la detección del VIH a *todos* los adultos y adolescentes, lo que significa que *todos* deben conocer su situación frente al VIH. Usted podrá desatender esta recomendación si nunca ha tenido sexo o compartido agujas, pero en general, estaríamos en una mejor situación si dejáramos de preocuparnos por los "factores de riesgo" y todo el mundo se sometiera a la prueba. Existe una prueba sencilla, económica y altamente precisa para una enfermedad que se contagia de persona a persona, responde muy bien al tratamiento y puede resultar fatal si no se la trata. Resulta trágico que cerca de 1 de cada 5 estadounidenses VIH positivos no sepan si están infectados, lo que conduce a muertes innecesarias, enfermedad y contagio a otros.

A menudo, la gente se somete a la prueba porque temen haberse infectado a causa de un suceso específico, por lo que se obsesionan con el "período de ventana": el tiempo que transcurre entre la infección y el resultado positivo de la prueba. Con las antiguas pruebas para el VIH, la

AHORA QUE LO SABE

Pruebas de de cuarta generación de VIH

Pruebas de VIH que detectan tanto antígenos como anticuerpos y permiten la detección temprana de la infección por VIH luego de la exposición en un lapso menor que las antiguas pruebas de anticuerpos.

Infecciones de trasmisión sexual (ITS)

Infecciones transmitidas de persona a persona a través de la actividad sexual. También llamadas enfermedades de transmisión sexual (ETS).

Hepatitis B

Una infección viral aguda o crónica del hígado, ocasionada por el virus de la hepatitis B (VHB).

Hepatitis C

Una infección viral aguda o crónica del hígado, ocasionada por el virus de la hepatitis C (VHC).

Tuberculosis (TB)

Una enfermedad bacteriana ocasionada por la *Mycobacterium tuberculosis*. La TB a menudo ocasiona enfermedad pulmonar, pero puede afectar cualquier parte del cuerpo.

Culebrilla (o herpes zóster)

Una erupción en forma de ampollas, que generalmente aparece dispuesta en una hilera sobre uno de los lados del cuerpo, ocasionada por la reactivación del virus de la varicela (virus varicella-zóster, VVZ).

Trombocitopenia

Un trastorno en el cual existe una cantidad anormalmente baja de plaquetas en la sangre.

Leucopenia

Una disminución de los glóbulos blancos que se encuentran en la sangre.

mayoría de la gente obtenía un resultado positivo dentro de las 2 a 8 semanas y un 97% y 99,7% resultaban positivas dentro de los 3 meses. Las pruebas más nuevas (**pruebas de cuarta generación para VIH**), que miden tanto el antígeno *y* el anticuerpo del VIH, lo detectan más rápido. El noventa y cinco por ciento de las personas infectadas recientemente, obtendrán un resultado positivo en el plazo de 1 a 8 semanas (pregunta 15).

Si practica su sexualidad activamente (y en especial si tiene sexo sin protección), lo más lógico es someterse a pruebas de manera rutinaria, cada 6 a 12 meses, antes que hacerlo a causa de la exposición que haya tenido, lo que puede causar que usted (y su proveedor médico) se vuelvan locos.

Habiendo ya recomendado que *todos* se sometan a la prueba, parece redundante enumerar otras razones para hacerlo, pero aquí están: Se recomienda *especialmente* la prueba para aquellos que han padecido una **infección de transmisión sexual (ITS)**, **hepatitis B, hepatitis C, tuberculosis (TB), culebrilla (herpes zóster)**, o problemas que pueden haber sido ocasionados por la infección con VIH, tales como pérdida de peso o diarrea crónica. Se debe realizar la prueba del VIH en todos aquellos que padezcan linfoma o **trombocitopenia** (recuento bajo de plaquetas) sin razón aparente, anemia (recuento bajo de glóbulos rojos) o **leucopenia** (recuento bajo de glóbulos blancos). Todas las embarazadas deben someterse a la prueba, ya que el tratamiento puede prevenir el contagio de sus hijos.

PARTE DOS

Aspectos básicos

¿Cuál es la diferencia entre VIH y SIDA?

¿Cómo se contagia el VIH?

¿Cómo se puede prevenir una infección por VIH?

Más …

7. ¿Qué es el VIH?

VIH es la sigla de "**v**irus de la **i**nmunodeficiencia **h**umana", el virus que ocasiona el **SIDA** (**s**índrome de **i**nmunodeficiencia **a**dquirida). La diferencia entre la infección por VIH y el SIDA se explica en la pregunta 10. El VIH se transmite de persona a persona por contacto sexual, exposición a sangre contaminada, parto y lactancia (pregunta 12).

Es momento de realizar un pequeño desvío para explicar el **ciclo de vida** del VIH. Prometo que lo haré corto. Para detalles adicionales, consulten la pregunta 29 y la **figura 1** ya que una imagen puede hacer que se entienda más fácilmente.

VIH

Virus de la inmunodeficiencia humana, el virus que ocasiona la infección por VIH y el SIDA.

SIDA

Síndrome de inmunodeficiencia adquirida, una etapa más avanzada de la infección por VIH que se define por tener un recuento de CD4 menor a 200 o alguna de las condiciones indicativas del SIDA (ver tabla 1).

Ciclo de vida

En la infección por VIH, son las etapas por las que atraviesa el virus, comenzando por su ingreso a las células humanas y finalizando con su replicación y la liberación de nuevas partículas de virus en la sangre.

Retrovirus

Un virus que contiene ARN y que puede hacer que el mismo se transforme en ADN, mediante la transcriptación inversa, utilizando enzimas virales. El VIH es un retrovirus.

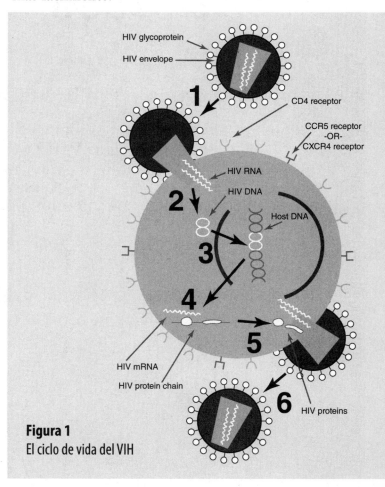

Figura 1
El ciclo de vida del VIH

El VIH es un **retrovirus**, un virus que contiene **enzimas** (proteínas) que pueden transformar el **ARN**, su material genético, en ADN. Se lo llama retrovirus, porque este proceso es inverso al normal, en el cual el ADN se convierte, mediante la **transcripción**, en ARN. Luego de la infección, la enzima **transcriptasa inversa** (TI), transforma el ARN del VIH en ADN. Esta es una enzima que viene con el virus. El ADN viral luego se inserta dentro del ADN de las células humanas. El ADN viral puede entonces trasladarse a las proteínas del virus, las que crean nuevos virus que continúan infectando nuevas células. Desafortunadamente, también puede permanecer latente dentro de células de vida media

El ciclo de vida del VIH

1. **Ingreso**: Acoplamiento a la CD4, búsqueda del correceptor y fusión. El VIH comienza su ciclo de vida cuando se acopla a un receptor de CD4 y luego se liga a uno o a dos correceptores (CCR5 o CXCR4) sobre la superficie de la célula CD4. La envoltura (recubrimiento) del virus se fusiona entonces con la célula CD4. Luego de la fusión, el virus inserta su ARN (material genético) en la célula anfitriona.

2. **Transcripción inversa**: Una enzima (proteína) del VIH, llamada transcriptasa inversa, convierte al ARN del virus en ADN de VIH.

3. **Integración**: El ADN de VIH recientemente formado, ingresa al núcleo de la célula CD4, donde una enzima del VIH, llamada integrasa, lo inserta dentro del ADN humano de la célula CD4. El ADN viral puede permanecer escondido durante muchos años en las células CD4 durmientes o puede ser utilizado para crear nuevos virus en las células CD4 activas.

4. **Transcripción y traslación**: En una célula CD4 activada, el ADN de HIV se transcribe en ARN, el cual luego se traslada adentro de las proteínas del VIH.

5. **Ensamblaje**: Una enzima del VIH, llamada proteasa, divide las cadenas largas de las proteínas del VIH en proteínas individuales más pequeñas. Las nuevas partículas del virus se ensamblan a partir de las proteínas del VIH más pequeñas y de las copias del ARN del VIH.

6. **Gemación**: Los brotes de virus recién ensamblados, emergen de la célula CD4. Las nuevas copias de VIH se encuentran ahora libres para infectar otras células.

Adaptado con el permiso de AIDSinfo, un servicio de información del DHHS gestionado por los NIH.

Enzimas

Proteínas que desempeñan una función biológica. Ejemplos de las enzimas que acarrea el VIH incluyen a la transcriptasa inversa, la integrasa y la proteasa. Cada una juega un papel que le permite al virus reproducirse y cada una de ellas es objetivo del tratamiento antirretroviral.

ARN

Ácido ribonucleico, el material genético del virus VIH. La transcriptasa inversa transforma el ARN viral en ADN y luego, el ADN viral se inserta en el ADN de las células humanas. El ADN luego se vuelve transformar en ARN, el que a su vez, se traslada a las proteínas que se utilizan para generar nuevas partículas del virus.

Transcripción

El proceso por el cual el ADN se transforma en ARN.

ASPECTOS BÁSICOS

Transcriptasa inversa (TI)

Una enzima que contiene el VIH, que puede hacer que el ARN viral se transforme en ADN y así se pueda insertar en el ADN de las células humanas. Un inhibidor de la transcriptasa inversa impide este proceso.

Reservorio

Células humanas de vida media larga, que se pueden infectar por VIH, permitiéndole persistir (permanecer latente) durante toda la vida del individuo. Las células CD4 durmientes son el mejor ejemplo conocido, pero existen otros reservorios dentro del cuerpo humano.

Células CD4 durmientes

Células CD4 que viven mucho tiempo y que pueden albergar ADN de VIH y que no resultan afectadas por el TAR, ya que la célula no se replica, por lo que constituyen un importante reservorio para el VIH latente.

Pandemia

Una epidemia a nivel mundial.

larga (**reservorios**) tales como **células CD4 durmientes** o neuronas, donde no puede ser alcanzado por los fármacos antirretrovirales. La capacidad del VIH de permanecer latente es lo que le permite durar de por vida, aún ante los tratamientos efectivos. Esto es lo que hasta el momento nos ha impedido hallar una cura (pregunta 14).

Cuando no se la trata, la infección por VIH ocasiona daño progresivo al sistema inmunitario y resulta casi invariablemente fatal. Es la **pandemia** (una **epidemia** a nivel mundial) más grave que ha sufrido el mundo y no existen expectativas inmediatas ni para una cura, ni para una **vacuna** preventiva. Afortunadamente, hoy en día el tratamiento resulta altamente efectivo y las muertes a causa del VIH son ahora mayormente prevenibles, en los países donde el tratamiento se encuentra disponible y es asequible.

8. ¿De dónde surge el VIH?

Hoy, las investigaciones demuestran que el **VIH-1***, el tipo más común de VIH en el mundo, comenzó a infectar a humanos en el África subsahariana en algún momento de la primera mitad del siglo XX. Se transmitió desde los chimpancés, cuando las personas entraban en contacto con su sangre por obra de la cacería o matanza. El VIH probablemente haya permanecido confinado en África durante muchas décadas, en parte porque los viajes dentro y desde el continente eran entonces poco comunes. Tenemos pruebas definitivas de infección en humanos por VIH en África, que datan de 1959.

---

*El VIH-2 es un virus relacionado aunque poco común, hallado casi exclusivamente en África occidental. Las pruebas normales de sangre detectan ambos tipos de virus.

Con el tiempo, el virus se dispersó más allá de África e ingresó a los Estados Unidos, probablemente a mediados o finales de los 70. Se comenzaron a ver casos inusuales de infecciones raras y cánceres en hombres homosexuales y bisexuales entre 1979 y 1981, año en el cual se dice que comenzó la epidemia, al aparecer por primera vez estos casos en los informes de publicaciones médicas, dejando en claro que existía una epidemia que estaba surgiendo. El virus del VIH se descubrió en 1983, lo que condujo al desarrollo de una prueba para su detección en sangre y, finalmente, a su tratamiento.

La enfermedad se reportó originalmente en hombres homosexuales y bisexuales, aunque estos "grupos de riesgo" luego fueron ampliándose para incluir a consumidores de drogas inyectables, hemofílicos y haitianos. Eventualmente, se hizo claro que las "conductas riesgosas" eran más importantes que los "grupos de riesgo". Las personas se podían contagiar por sexo sin protección, exposición a sangre infectada o en el momento del parto o durante la lactancia. Se estima que, al 2013, existían más de 35 millones de niños y adultos infectados con VIH a nivel mundial.

9. ¿Cómo es que el VIH puede enfermar?

El VIH ocasiona enfermedades, principalmente dañando al sistema inmunitario. Puede infectar muchos tipos de células humanas, pero su objetivo más importante es la **célula CD4** (también conocida como el **linfocito CD4** o **célula T auxiliar**). La célula CD4 es un tipo de **glóbulo blanco** (**GB**), responsable de controlar o prevenir la infección por muchos virus comunes, bacterias, hongos y parásitos, así como también algunos cánceres. La infección por VIH conduce a la destrucción de las células CD4. Con el tiempo, la cantidad de células CD4 (el recuento de CD4) disminuye. Aunque puede llevar años, el recuento de CD4 finalmente resulta tan

ASPECTOS BÁSICOS

Epidemia

El surgimiento de nuevos casos de enfermedad (especialmente de una enfermedad infecciosa) en una población humana, a una tasa mayor de la que podría esperarse.

Vacuna (vacunación)

Una sustancia que se administra, generalmente por una inyección, pero a veces también por boca o aerosol nasal, para estimular el sistema inmunitario para que genere anticuerpos contra un patógeno viral o bacteriano.

VIH-1

La forma de VIH más común en todo el mundo.

Célula CD4 (o linfocito CD4, o célula T auxiliar)

Un tipo de linfocito (un tipo de glóbulo blanco) que se puede infectar por VIH. Las células CD4 luchan contra ciertas infecciones y cánceres. La cantidad de células CD4 (recuento de CD4) disminuye cuando la infección por VIH no es tratada, lo que conduce a la inmunosupresión.

Glóbulos blancos (GB)

Un tipo de células sanguíneas que ayudan a combatir infecciones. Las células CD4 son un tipo de linfocito que, a su vez, es un tipo de glóbulo blanco.

Activación inmunitaria

Una estimulación general del sistema inmunitario que puede ser causada por una diversidad de infecciones, entre ellas, la infección por VIH. En el caso del VIH, se cree que es la causa de la disminución del recuento de CD4 que sucede con el tiempo.

bajo que no existen células suficientes para luchar contra determinadas infecciones o cánceres, lo que da lugar a complicaciones. La velocidad a la cual decae el recuento de CD4 varía de persona a persona y depende de una cantidad de factores, entre ellos, características genéticas, características de la cepa viral y la cantidad de virus en la sangre (carga viral).

Todavía no se entiende por completo la razón por la cual se pierden las células CD4. No se trata solamente del VIH que infecta y mata las células directamente, ya que, en realidad, la proporción de las células infectadas es pequeña. Ahora sabemos que la infección por VIH ocasiona una **activación inmunitaria** (estimulación del sistema inmunitario) crónica, que puede ser la responsable de la reducción de la cantidad de células CD4. La inflamación crónica también puede aumentar el riesgo a largo plazo de padecer ciertas afecciones médicas, tales como cardiopatías, cánceres u otras afecciones que se vuelven más comunes a medida que envejecemos (preguntas 47 y 61).

Además de dañar al sistema inmunitario, el VIH puede afectar directamente a muchos de los órganos del cuerpo, como al sistema nervioso (pregunta 73) y los riñones (pregunta 49). También puede ocasionar pérdida de peso, sudoración nocturna y diarrea (pregunta 11). Cuando las muertes debidas al VIH eran habituales, a menudo se decía que las personas no morían a causa del VIH en sí mismo, sino a causa de sus complicaciones, tales como cáncer o infección. Aun cuando esto era técnicamente cierto para la mayoría de los casos, la infección por VIH seguía siendo el problema subyacente que conducía a la muerte por SIDA.

10. ¿Cuál es la diferencia entre VIH y SIDA?

Todo aquel que padece SIDA, tiene infección por VIH, pero no todos quienes tienen infección por VIH padecen SIDA. SIDA es la sigla para síndrome de inmunodeficiencia adquirida. Se "adquiere" ya que solamente se lo obtiene al ser infectado con VIH por alguien más que ya lo tiene. "**Inmunodeficiencia**" significa que ocasiona daño al sistema inmunitario. Es un "**síndrome**" ya que, durante los años anteriores al descubrimiento e identificación del VIH como la causa del SIDA, reconocimos un conjunto de síntomas y complicaciones, entre ellas, infecciones y cánceres, que surgían en personas con factores de riesgo en común.

El término *SIDA* se acuñó en 1982. Todavía no se había descubierto el VIH, por lo que no había forma de saber si las personas estaban infectadas hasta que se enfermaban. Se decía que alguien tenía SIDA si él (porque en esa época la mayoría eran hombres) desarrollaba una de una larga lista de **infecciones oportunistas** (**IO**) y cánceres que las personas con sistemas inmunitarios sanos no desarrollaban (pregunta 53). Luego de que se descubriera el VIH y de que se dispuso de las pruebas, la definición del SIDA cambió de manera tal, que ahora se necesitaba una prueba de VIH con resultado positivo. En 1993, los **Centros para el Control y la Prevención de Enfermedades** (**CDC, por sus siglas en inglés**), ampliaron la definición de SIDA para que incluyera a personas con recuentos de CD4 menores a 200. La **definición de casos de SIDA** actual, aparece en la **tabla 1**.

Eviten la expresión "SIDA totalmente desarrollado". Es anticuada, innecesariamente pavorosa y no significa otra cosa que no sea SIDA. De hecho, el término

Inmunodeficiencia (o inmunosupresión)

Un estado en el cual el sistema inmunitario se encuentra dañado o impedido, ya sea desde el nacimiento (inmunodeficiencia congénita) o de forma adquirida, como lo es en la infección por VIH.

Síndrome

Un conjunto de signos o síntomas que frecuentemente suceden juntos, pero que pueden o no ser ocasionados por una única enfermedad. Se hacía referencia al SIDA como un síndrome, antes de que se descubriera su causa, la infección por VIH.

Infección oportunista (IO)

Una infección que se aprovecha de la inmunodeficiencia.

ASPECTOS BÁSICOS

Tabla 1 Condiciones indicadoras de SIDA (CDC AIDS Case Definition, 1993)

Esofagitis por cándida [65]* (o candidiasis del tracto respiratorio, la cual es rara)

Cáncer cervical, invasivo [61, 81]

Coccidioidomicosis que afecta a un órgano que no son los pulmones [57]

Criptococosis que afecta a un órgano que no son los pulmones [57]

Criptosporidiosis con diarrea durante al menos 1 mes [66, 90]

Enfermedad por CMV que afecta a un órgano que no es el hígado, el bazo o los ganglios linfáticos [58]

Herpes simplex con úlceras que duran más de 1 mes [89] o con esofagitis [65] o infección del tracto respiratorio (raro)

Histoplasmosis que afecta a un órgano que no son los pulmones [57]

Demencia asociada al VIH [73]

Isosporiasis (una enfermedad provocada por parásitos, que no es frecuente en los Estados Unidos) con diarrea durante al menos 1 mes [66]

Sarcoma de Kaposi [61]

Linfoma [61]

Complejo *Mycobacterium avium* (MAC) [55], *Mycobacterium kansasii*, u otra infección microbacteriana que afecta órganos que no son los pulmones.

Tuberculosis [59]

Neumonía por *Pneumocystis* (PCP, por sus siglas en inglés) [54]

Neumonía bacteriana: dos o más episodios en 1 año [67]

Leucoencefalopatía multifocal progresiva (LMP) [72]

Salmonella con infección del torrente sanguíneo, recurrente [66]

Toxoplasmosis [56]

Síndrome debilitante (más del 10% de pérdida de peso, además de diarrea crónica, debilidad o fiebre durante más de 30 días) [69]

---

* Los números dentro de los corchetes indican las preguntas en las que se habla de estos temas.
Fuente: Reproducido de los Centros para el Control y Prevención de Enfermedades.

SIDA tampoco resulta útil. Si usted es VIH positivo, la enfermedad que usted tiene es **infección por VIH** (o **enfermedad por VIH**). SIDA se refiere solamente a una etapa más avanzada de dicha enfermedad. El tratamiento puede impedir que la infección por VIH se transforme en SIDA y puede restaurar la salud de las personas que lo padecen. Según la mirada de la gente que lleva el registro de la epidemia, una vez que uno adquiere SIDA, siempre lo tendrá. Pero lo que debe importarles a usted y a su proveedor es la manera en que está respondiendo *ahora*.

11. ¿Cuáles son las etapas de la infección por VIH?

La primera etapa de la infección por VIH, que sucede pocas semanas después del contagio, se llama **infección por VIH primaria** o **síndrome retroviral agudo** (**SRA**) (pregunta16). Durante el SRA, las pruebas comunes de VIH, especialmente las de anticuerpos, a menudo arrojan resultados negativos, aunque la cantidad de virus en sangre (que se mide por la carga viral) es extremadamente alta, lo que hace fácil contagiar a otros con el VIH.

Esta etapa se resuelve por sí misma y la sigue una etapa de latencia, generalmente llamada **infección por VIH asintomática**. Durante esta etapa, las personas generalmente se sienten bien, aunque sus **ganglios linfáticos** pueden aumentar de tamaño (**linfadenopatía**) y algunas afecciones comunes pueden surgir más a menudo o resultar más severas, entre ellas, infecciones vaginales por levaduras, herpes o culebrilla.

Algunas personas desarrollan síntomas de infección por VIH antes de desarrollar SIDA. A esta etapa se la conoce como **infección por VIH sintomática** (anteriormente **complejo relacionado con el SIDA**, o **CRS**). Los

Centros para el control y la prevención de enfermedades (CDC, por sus siglas en inglés)

Una rama del gobierno federal dentro del Departamento de Salud y Servicios Humanos de Estados Unidos (HHS, por sus siglas en inglés), encargada del rastreo, prevención y control de problemas de salubridad en los Estados Unidos, entre ellos, enfermedades infecciosas como el VIH.

Definición de casos de SIDA

Los criterios utilizados por los CDC para decir que alguien tiene SIDA.

Infección por VIH (o enfermedad por VIH)

El nombre de la enfermedad ocasionada por la infección por VIH. El SIDA es una etapa tardía de la infección por VIH.

Infección por VIH primaria

La etapa de la infección por VIH que sucede inmediatamente después de la infección. En esta etapa, la carga viral es muy alta, pero las pruebas de anticuerpos pueden arrojar resultados negativos o indeterminados. A menudo la gente presenta síntomas durante dicha etapa.

Síndrome retroviral agudo (SRA)

Un conjunto de síntomas, tales como fiebre, salpullido y ganglios linfáticos hinchados, que experimentan la mayoría de las personas durante la infección primaria, apenas después de haberse infectado.

Infección por VIH asintomática

Una etapa temprana de la infección por VIH en la cual las personas infectadas obtienen resultados positivos en las pruebas, pero no presentan síntomas.

síntomas incluyen pérdida de peso, **candidiasis** oral (una infección en la boca causada por **levaduras**), diarrea persistente, sudoración nocturna y fatiga.

Usted padece SIDA si su recuento de CD4 cae por debajo de 200 (tenga o no síntomas) o cuando se le ha diagnosticado una **condición indicadora de SIDA** (o **condición definidora de SIDA**). Ver tabla 1. La mayoría de las personas alcanzan un recuento de CD4 de 200 antes de desarrollar complicaciones, por lo que un recuento bajo de CD4 es la razón más común de un diagnóstico de SIDA. A medida que el recuento de CD4 sigue disminuyendo, aumenta la lista de posibles complicaciones. A veces decimos que una persona con un recuento de CD4 menor a 50 tiene una **infección por VIH avanzada**.

Si no se la diagnostica ni se la trata, la infección por VIH progresa casi siempre desde las primeras etapas a las últimas, eventualmente ocasionando la muerte. El tratamiento puede hacer que retroceda de una etapa avanzada hacia etapas más tempranas. Padecer SIDA o infección por VIH avanzada no es algo bueno, pero la infección por VIH es tratable en *cualquiera* de sus etapas.

12. ¿Cómo se contagia el VIH?

Existen solo unas pocas maneras en las que se puede contagiar el VIH:

- *Transmisión sexual.* Para que el VIH se contagie por sexo; el semen, los fluidos vaginales o la sangre de una persona infectada deben ingresar al cuerpo de una persona no infectada. Esto generalmente sucede a través de relaciones anales o vaginales. El riesgo es mayor si la parte "insertiva" ("activa") es positiva, pero la parte activa también puede resultar infectada por la parte receptora ("pasiva"). La transmisión mediante sexo oral es mucho menos frecuente, pero puede suceder. (Para una discusión más detallada acerca de los riesgos de las actividades sexuales específicas y la reducción del riesgo sexual, consulte las preguntas 13 y 86).

- *Exposición a la sangre.* El VIH puede contagiarse por una transfusión, aunque el riesgo es virtualmente inexistente en lugares donde el suministro sanguíneo se somete a pruebas. De manera muchísimo más habitual, se contagia por el uso de drogas inyectables, cuando los usuarios negativos comparten agujas o jeringas ("trabajos", en la jerga del inglés) con usuarios positivos. Se han infectado trabajadores de la salud al pincharse con agujas que contenían sangre infectada o cuando sangre o fluidos corporales de un paciente VIH positivo ingresó en sus ojos, nariz o heridas abiertas.

- *Parto y lactancia.* Las mujeres VIH positivas pueden contagiar el VIH a los recién nacidos durante el parto (generalmente en el momento de trabajo de parto o poco antes) o mediante la lactancia (ver pregunta 76). Los recién nacidos no se encuentran infectados en el momento de la concepción, por lo tanto, un hombre VIH positivo solo puede infectar al recién nacido de forma indirecta, al infectar a su madre.

El VIH no se contagia a través del contacto con la saliva, la orina o las heces y, contrario a la creencia popular, *no* se contagia por mosquitos, exposición de la piel sana a fluidos corporales, apretones de manos, besos, abrazos, beber del mismo vaso o comer con los mismos utensilios, ¡ni por tener pensamientos sucios!

Ganglios linfáticos

Estructuras del cuerpo humano que forman parte del sistema inmunitario y que actúan como filtros que recolectan y destruyen bacterias y virus.

Linfadenopatía

Ganglios linfáticos ("glándulas") hinchados o de tamaño aumentado.

Infección por VIH sintomática

Una etapa de la infección por VIH en la cual las personas presentan síntomas ocasionados por el VIH, tales como pérdida de peso, diarrea o candidiasis, pero que no han desarrollado todavía una condición indicadora de SIDA.

Complejo relacionado con el SIDA (CRS)

Un término anticuado que ya no se usa para la etapa de la enfermedad por VIH en la cual las personas presentan síntomas pero todavía no tienen desarrollado el SIDA. Ahora se lo conoce como "infección por VIH sintomática".

ASPECTOS BÁSICOS

Candidiasis

Candidiasis oral, una infección por levaduras en la que la boca presenta placas blancas/amarillas parecidas a la cuajada en el paladar, las encías o la parte posterior de la garganta.

Levadura

Un grupo de microorganismos que, a veces, pueden ocasionar infecciones en humanos, desde las menores (candidiasis oral, vaginitis) a las más graves (meningitis criptocócica). Todas las levaduras son hongos.

Condición indicadora de SIDA (o **Condición definidora de SIDA**)

Una de una lista de condiciones, entre ellas, infecciones oportunistas y neoplasias malignas que utilizan los CDC para determinar quién padece SIDA (ver tabla 1).

Infección por VIH avanzada

La etapa más avanzada de la infección por VIH, generalmente en personas con recuentos de CD4 menores a 50 o 100.

13. ¿Cómo se puede prevenir una infección por VIH?

El VIH es una enfermedad *totalmente* prevenible. Esto es lo que usted debe saber acerca de la prevención, organizado por el tipo de transmisión:

- *Transmisión sexual, personas VIH negativas.* No hay nada más seguro que la abstinencia. Pero aunque este enfoque tiene sus defensores, no resulta aceptable para todos y, aun entre los propulsores más enérgicos de la abstinencia, "el sexo sucede". Las siguientes mejores alternativas son (1) limitar la cantidad de compañeros sexuales; (2) realizar otras actividades sexuales que no sean las relaciones anales o vaginales; (3) evitar que ingrese semen, líquido pre-seminal y fluidos vaginales en la boca u ojos; (4) usar condones cuando usted *de hecho* tenga relaciones; y (5) hacer uso de la **profilaxis pre-exposición** (**PPrE**), especialmente si no siempre usa condones. Para mayores detalles sobre prácticas sexuales seguras, ver la pregunta 86. Las personas VIH negativas deben tener sexo seguro sin importar lo que sus parejas les hayan dicho sobre su situación frente al VIH. Las parejas no siempre conocen o revelan su situación actual o puede que dicha situación haya cambiado.

Si usted es VIH negativo y no siempre usa condones durante el sexo, la PPrE ha demostrado ser una forma altamente efectiva de prevenir la infección por VIH. Esto actualmente implica tomar Truvada (una píldora que contiene dos agentes antirretrovirales: tenofovir y emtricitabina) una vez al día para prevenir el contagio. No prevendrá el contagio de otras infecciones de transmisión sexual, pero probablemente evite que se infecte por VIH, siempre que la tome con regularidad. Se están estudiando nuevas formas de PPrE, entre ellas, inyecciones de acción prolongada. También se está estudiando la PPrE intermitente o "a petición" (que se toma solamente al poco tiempo del momento de la actividad sexual) y ha habido resultados prometedores según un estudio hecho en Francia. Sin embargo, los hombres que participaron en dicho estudio tomaban la PPrE intermitente tan a menudo, que puede que no haya existido mucha diferencia con la PPrE continua. Aunque el *Descovy* está comenzando a reemplazar al *Truvada* en el *tratamiento* del VIH, no debe utilizárselo como PPrE hasta que sepamos si funciona para prevenir la infección.

Profilaxis pre-exposición (PPrE)

Una forma de prevenir el VIH en la que individuos VIH negativos toman medicamentos para prevenir la infección.

Otro nuevo enfoque es la utilización de microbicidas (que matan virus) vaginales o anales, en forma de lubricantes sexuales. Los mismos están siendo estudiados y, cuando menos, resultan parcialmente efectivos, aunque aún no se encuentran disponibles comercialmente.

- *Transmisión sexual, personas VIH positivas.* Si usted es VIH positivo, es su responsabilidad jamás infectar a nadie (sin importar el comportamiento o preferencia de sus compañeros sexuales). Los condones son efectivos cuando se los usa de manera regular y correcta, aunque no funcionan si se los deja sin abrir en su mesa de noche. Aún más importante que los condones, es estar siguiendo un TAR efectivo y tener una carga viral indetectable (preguntas 28 y 86), que es la forma más importante para que las personas positivas infecten a otros.

- *Consumo de drogas.* La mejor manera de prevenir la infección por consumo de drogas es someterse a un tratamiento que le ayude a dejar el hábito. Pero si va a consumir drogas, no comparta agujas ni jeringas. Esto puede decirse más fácil de lo que puede hacerse, especialmente en lugares donde no hay programas de cambio de agujas. Si usted comparte agujas y jeringas, descontamínelas con lejía luego de cada uso. También se ha demostrado que la PPrE protege a los usuarios de drogas contra la infección por VIH.

ASPECTOS BÁSICOS

- *Contagio a los recién nacidos.* Todas las mujeres embarazadas deben someterse a la prueba de infección por VIH. El tratamiento durante el embarazo es casi 100% efectivo para prevenir el contagio al bebé (pregunta 76). Las mujeres VIH positivas no deben amamantar a sus bebés.

No pierda tiempo preocupándose acerca de formas rebuscadas de infección. El hecho, simplemente, es que si todas las personas VIH positivas estuvieran diagnosticadas y siguiendo un TAR efectivo, la epidemia de VIH llegaría a su fin. En resumen, podemos lograr casi el mismo resultado mediante el uso extendido de condones, PPrE y cambio de agujas.

14. ¿Por qué no existe una cura?

Si pensamos en todo el tiempo durante el que ha existido esta enfermedad, pareciera extraño que todavía no hayamos encontrado una cura para la infección por VIH. Los adictos a las teorías conspirativas argumentan que la cura existe, pero que las empresas farmacéuticas la están reteniendo por motivos financieros, o que gobiernos perversos están tratando de eliminar selectivamente los elementos "menos deseables" de la población. Más adelante abordaré esta discusión (pregunta 98) y aquí hablaré de hechos científicos.

Puede resultarle sorpresivo enterarse de que existe una sola enfermedad viral que se cura con tratamiento médico: la hepatitis C (pregunta 79). Todas las otras enfermedades virales matan en forma rápida (virus del Ébola), se curan por sí mismas (el resfrío común), permanecen latentes en el cuerpo por siempre (herpes) o son prevenibles mediante la vacunación (sarampión). El hecho del que el VIH se oculta insertando su ADN dentro de las células humanas de vida media larga, lo convierte en un problema especialmente difícil de enfrentar.

Es de notar también, que la mayoría de las demás enfermedades que padecemos en el mundo desarrollado *también* son crónicas, incurables aunque tratables. Piense en la diabetes, la enfermedad de la arteria coronaria, la insuficiencia cardíaca congestiva, la artritis. Ninguna de ellas es curable, pero todas son manejables… aunque tienden a ser más difíciles de manejar que la infección por VIH.

Desde la primera edición de este libro, me he vuelto más optimista acerca de la posibilidad de una cura. Quizás haya escuchado hablar de Timothy Ray Brown, "el paciente de Berlín", un hombre VIH positivo que padecía de leucemia y que pareció haberse curado del VIH luego de ser sometido a un trasplante de médula ósea de un donante que era genéticamente inmune a la infección por VIH a causa de la **deleción delta 32**, la ausencia de los correceptores CCR5 en la superficie de la célula CD4 (ver pregunta 27). Por supuesto, no es esta la cura que estamos buscando. Los trasplantes de médula ósea son procedimientos costosos y riesgosos. Además, las personas que los reciben deben ser inmunosuprimidas de por vida para prevenir el rechazo. Pero la experiencia de Brown nos dice que una cura es posible y puede que nos encamine a formas más seguras de lograr este objetivo.

Existe una cantidad de mecanismos de curación que se están estudiando. Los **agentes de reversión de la latencia** son fármacos que activan o "despiertan" las células CD4 durmientes infectadas. Están siendo estudiadas bajo un enfoque de "**golpear y matar**", en el cual se ataca el virus replicante con fármacos antirretrovirales, luego de haberlo activado con agentes de reversión de la latencia. La modificación genética de las células CD4 para hacerlas imposibles de ser infectadas (como las células que

Deleción delta 32

Una condición genética que resulta en la ausencia de los correceptores CCR5 sobre las células CD4. Los individuos que son heterocigóticos para esta deleción (la mutación se encuentra presente solamente en una copia del gen) se pueden infectar por VIH, pero la infección progresa más lentamente. Quienes son homocigóticos (la mutación se encuentra presente en ambas copias del gen) no se pueden infectar por el virus R5, la forma más común de VIH circulante.

Agentes de reversión de la latencia

Fármacos que se están estudiando en estrategias de cura experimentales, que activan las células CD4 durmientes infectadas por VIH, para eliminar el reservorio latente.

ASPECTOS BÁSICOS

"Golpear y matar"

Una estrategia de cura experimental, en la cual las células CD4 durmientes infectadas por VIH primero se activan mediante agentes de reversión de la latencia, permitiendo que el virus pueda tratarse con el tratamiento antirretroviral.

En unos 15 años, vimos que la infección por VIH pasó de ser una enfermedad casi invariablemente fatal, a ser una enfermedad manejable y crónica.

recibió Brown en su trasplante de médula ósea), pueden prevenir que el VIH infecte células nuevas. Los tratamientos basados en la inmunidad y las vacunas terapéuticas podrían ayudar al sistema inmunitario a luchar por sí mismo contra el VIH.

La cura podría estar en la "esterilización" (el virus se erradica por completo) o podría haber una cura "funcional" (el VIH continúa presente, pero el sistema inmunitario lo mantiene bajo control sin necesidad del TAR. Hoy en día, la investigación para la cura y la erradicación es una de las más altas prioridades en los Institutos Nacionales de Salud (NIH, por sus siglas en inglés) y en el mundo entero. Siempre y cuando continuemos financiando generosamente la investigación científica (lo cual es una suposición no siempre muy acertada en estos tiempos), la búsqueda de la cura seguirá siendo el punto en el que se enfoquen algunos de nuestros mejores científicos.

Mientras tanto, sería un error ver a la cura como la única medida del éxito. En solo 15 años, vimos que la infección por VIH pasó de ser una enfermedad casi invariablemente fatal, a ser una enfermedad manejable y crónica, además, el tratamiento se simplificó y mejoró en los años que siguieron. Una cura será un hito científico de proporciones inauditas. Hasta entonces, tendremos que estar satisfechos con este éxito triunfal y sin igual.

PARTE TRES

Diagnóstico

¿Cómo se diagnostica la infección por VIH?

¿Cómo sé si me he infectado recientemente?

¿Qué sucede si todos mis estudios dan resultados negativos, pero yo estoy seguro de estar infectado?

Más…

15. ¿Cómo se diagnostica la infección por VIH?

Si usted ya sabe que es positivo, puede saltearse esta sección, que fue escrita para lectores que no conocen su estado o que tienen preguntas sobre la realización de las pruebas.

Las pruebas para el diagnóstico de la infección por VIH son *altamente* precisas. La estrategia tradicional, que hacía uso de las viejas pruebas de tercera generación de anticuerpos, consistían en realizar primero un **inmunoensayo vinculado a enzimas** (**ELISA** o **EIA**). Un ELISA que arroja un resultado negativo, generalmente significa que usted no se encuentra infectado, aunque también podría resultar negativo si se ha infectado muy recientemente. Si el ELISA resulta positivo, el laboratorio automáticamente realiza una prueba de confirmación llamada **Western blot** (**WB**). Si ambas pruebas resultan positivas, usted se ha infectado. Las pruebas que arrojan resultados positivos falsos son extremadamente raras. Cuando suceden, generalmente se deben a algún error administrativo: una probeta mal etiquetada o el nombre equivocado en el informe del laboratorio.

Una **prueba indeterminada de VIH** significa que el ELISA resultó positivo y que el WB no resultó completamente negativo, pero tampoco completamente positivo. Esto puede suceder por dos motivos. En primer lugar, usted puede haberse infectado recientemente y se encuentra en proceso de **seroconversión** (desarrollo de un WB positivo). En segundo lugar, puede que sea negativo, pero que suceda que su prueba arroje un resultado indeterminado por razones que probablemente nunca lleguen a conocerse. Si se está seroconvirtiendo, la prueba casi siempre arroja un resultado positivo en el plazo de un mes, por tanto, si aún sigue siendo indeterminada 1 a 3 meses después y usted tiene una carga viral

---

Inmunoensayo vinculado a enzimas (ELISA o EIA)

Tradicionalmente, la prueba inicial de anticuerpos utilizada para diagnosticar la infección por VIH. Las pruebas positivas se confirmaban con estudios Western blot.

Western blot (WB)

Tradicionalmente, el estudio de confirmación utilizado para diagnosticar la infección por VIH en personas que obtuvieron resultados positivos de anticuerpos de VIH en el ELISA.

Prueba de VIH indeterminada

Sucede cuando el EIA es positivo pero el Western blot contiene algunas bandas que se ven en la infección por VIH, aunque no las suficientes como para configurar un diagnóstico. Esto puede suceder durante el proceso de seroconversión o puede hallarse en personas que no están infectadas, generalmente a causa de problemas que no resultan claros.

indetectable, no se encuentra infectado y no necesita de más pruebas.

La mayoría de las personas desarrollan **anticuerpos** dentro de las 2 a 8 semanas posteriores a la infección y, virtualmente, 100% resultan positivas dentro de los 3 meses. Hoy en día, nos estamos apartando de las pruebas de anticuerpos y favoreciendo **las pruebas de cuarta generación**, que detectan tanto los anticuerpos para el VIH y los **antígenos** (proteínas en la superficie del virus). Estas pruebas pueden detectar el VIH más pronto, acortando el **período de ventana**. Con las nuevas pruebas, el 95% de las personas infectadas obtendrán un resultado positivo en el plazo de 1 a 8 semanas de la infección.

La prueba de carga viral (ARN de VIH) resulta positiva sobre cinco días antes que las pruebas basadas en antígenos y pueden utilizarse para diagnosticar la infección aguda. En general, no es una prueba recommendado para el diagnóstico del VIH, ya que puede resultar negativa (**indetectable**) para personas que están infectadas y arrojar un resultado positivo (**detectable** en bajos niveles) para personas que no están infectadas. *Es* una prueba útil para diagnosticar un síndrome retroviral agudo en personas que presentan síntomas (pregunta 16).

Las **pruebas rápidas** pueden brindarle un resultado en pocos minutos. También se encuentra disponible una prueba rápida de cuarta generación. Existen también las **pruebas caseras**. La prueba *Home Access* (www.homeaccess.com) utiliza sangre extraída mediante una punción de un dedo y se la envía por correo. Los resultados llegan por teléfono. La *OraQuick* (www.oraquick.com) utiliza un hisopo oral y brinda resultados inmediatos. Siga las instrucciones al pie de la letra, ya que la *OraQuick* ha resultado algo menos sensible cuando la realizan personas que no conocen del tema

---

DIAGNÓSTICO

Seroconversión

El proceso de desarrollar un anticuerpo ante un agente infeccioso. En el caso del VIH, sucede poco después de la infección primaria.

Anticuerpos

Proteínas utilizadas por el sistema inmunitario para luchar contra las infecciones. Los anticuerpos se forman luego de la exposición a antígenos, sustancias tales como virus o bacterias.

Antígenos

Proteínas de organismos, tales como bacterias o virus, que estimulan la respuesta inmunitaria.

Período de ventana

El período entre la infección y la formación de anticuerpos que resultan en una prueba positiva de VIH (serología).

Indetectable

Un término utilizado para describir una carga viral que es demasiado baja como para que una prueba de carga viral la pueda medir. En las pruebas utilizadas más comúnmente, una carga viral indetectable es de menos de 20.

Detectable

Un término utilizado para describir una carga viral que es lo suficientemente alta como para que una prueba de carga viral la pueda medir. Una carga viral detectable es aquella que mayor de 50 a 400, dependiendo del tipo de prueba que se utiliza.

Pruebas rápidas

Pruebas de VIH que brindan una respuesta en pocos minutos y que utilizan sangre o saliva. Las pruebas positivas deben confirmarse con serologías estándar.

Pruebas caseras

Una prueba de VIH por sangre o por vía oral que puede realizarse en el hogar.

que cuando lo hacen los laboratorios o personal médico. Las pruebas positivas siempre deben confirmarse con una prueba de laboratorio.

16. ¿Cómo sé si me he infectado recientemente?

La mayoría de las personas se sienten enfermas pocas semanas después de que ocurre la infección por VIH. Esta etapa se llama infección primaria o síndrome retroviral agudo (ARS, por sus siglas en inglés). Ver pregunta 11. Puede que la enfermedad sea leve y corta, o puede que sea lo suficientemente grave como para necesitar hospitalización. En la mayoría de los casos, los síntomas son similares a los de la mononucleosis. Pueden incluir fiebre, dolores musculares, fatiga, dolor de garganta, ganglios linfáticos hinchados o erupción cutánea. Con menos frecuencia, las personas pueden presentar síntomas neurológicos como **parálisis de Bell** (parálisis en un lado de la cara), **meningitis aséptica**, **síndrome de Guillain-Barré** (parálisis que comienza en las piernas y va subiendo por el cuerpo), o **miopatía** (dolor muscular y debilidad). En ocasiones, las personas con ARS se tornan gravemente inmunosuprimidas y desarrollan infecciones oportunistas que normalmente se ven en personas con enfermedad por VIH de larga data, aunque esto ocurre raramente.

Durante el ARS, las pruebas comunes de VIH generalmente resultan negativas o indeterminadas. Las pruebas de cuarta generación que buscan anticuerpos/antígenos (pregunta 15), arrojan por lo general resultados positivos y la carga viral resultará muy alta (valores de cientos de miles o incluso, millones). Si la **serología** resulta negativa y la carga viral es indetectable, el VIH no es la causa de los síntomas.

Desafortunadamente, el diagnóstico del ARS muy a menudo se pasa por alto. Los síntomas no son específicos (comunes a otras afecciones virales) y muchos proveedores de servicios médicos no toman en cuenta al ARS o no saben cómo diagnosticarlo. Aun si se les ocurre pensar en el VIH, pueden solamente someter al paciente a una prueba de anticuerpos de VIH común, la cual, a menudo, resulta negativa. Es importante diagnosticar la infección por VIH en esta etapa por varias razones. En principio, las personas con ARS tienen niveles extremadamente altos de VIH en la sangre, semen y fluidos vaginales, por lo que resulta fácil que contagien el virus a otros si no saben que se encuentran infectados. En segundo lugar, es posible infectarse con VIH resistente a los fármacos (virus que no se puede suprimir con uno o más fármacos; ver pregunta 38). El mejor momento para someterse a una prueba de resistencia transmitida es durante el ARS (pregunta 24). Finalmente, puede que haya un beneficio en comenzar el tratamiento durante el ARS, en lugar de esperar. Comenzar el tratamiento *muy* temprano puede reducir el tamaño del reservorio latente y se cree que estas personas serán los mejores candidatos para una cura, cuando la misma se encuentre disponible.

17. ¿Qué sucede si todos mis estudios dan resultados negativos, pero yo estoy seguro de estar infectado?

No quiero ser demasiado duro con aquellos "sanos preocupados", personas que están convencidas de que tienen infección por VIH a pesar de una abrumadora evidencia que demuestra lo contrario. Después de todo, yo espero que estas personas compren tantas copias de este libro, lo que haga necesario imprimir más para todos aquellos que *realmente* tienen VIH. Pero lo cierto es que el VIH *no* es difícil de diagnosticar. Una prueba de VIH

Parálisis de Bell

Una parálisis de un lado de la cara que puede ser causada por una diversidad de infecciones, entre ellas, la infección por VIH.

Meningitis aséptica

Meningitis que no es ocasionada por una bacteria que puede hacerse crecer en cultivos. Puede estar ocasionada por virus (entre ellos el VIH durante el ARS) o por drogas.

Síndrome de Guillain-Barré

Parálisis muscular progresiva que comienza en las piernas y se desplaza hacia arriba, que a veces se ve durante el síndrome retroviral agudo.

Miopatía

Una inflamación muscular que ocasiona dolor muscular y debilidad, que a veces se ve con el síndrome retroviral agudo, zidovudina en dosis altas o drogas estatinas utilizadas para disminuir el colesterol.

DIAGNÓSTICO

Serologías

Pruebas de sangre que miden anticuerpos o antígenos para buscar evidencia de una enfermedad.

El VIH no es difícil de diagnosticar.

---

negativa realizada luego del período de ventana adecuado para dicha prueba, significa que no se ha infectado. No necesita pruebas de carga viral, recuento de CD4, ADN o cultivos virales. No necesita ver a un especialista. No necesita ponerse a pensar en subtipos raros o en si los medicamentos que toma causan resultados falsos negativos.

Lo que usted *puede* llegar a necesitar es ver a un psiquiatra o psicoterapeuta. La obsesión irracional acerca de una enfermedad, puede ser síntoma de depresión, trastorno obsesivo-compulsivo o hipocondría. La depresión y la ansiedad pueden ocasionar muchos de los síntomas que hacen que los sanos preocupados piensen que se encuentran infectados. Las personas también pueden obsesionarse acerca de la infección por VIH, ya que esto es más sencillo que tener que lidiar con problemas más difíciles, como la culpa o la ansiedad acerca de la sexualidad o infidelidad.

Mi consejo: Compre este libro, lea este capítulo, luego deje este libro a un lado, manténgase alejado de la Internet y comience a afrontar las causas subyacentes de su obsesión irracional acerca de una infección por VIH.

PARTE CUATRO

Atención médica

¿Cómo hallo la atención médica adecuada?

¿Cuáles son las responsabilidades de mi proveedor y cuáles las mías?

¿Cómo pagaré mi atención médica?

Más …

18. ¿Cómo hallo la atención médica adecuada?

La elección de un proveedor médico puede ser la más importante que usted vaya a realizar, por tanto, hágalo con cuidado. Tratar la infección por VIH es algo complejo; no es algo que proveedores sin experiencia ni capacitación deban intentar. Los estudios han demostrado que las personas tratadas por expertos en VIH viven más tiempo que aquellas tratadas por no expertos. Los errores que cometen los médicos clínicos inexpertos durante las primeras etapas del tratamiento pueden resultar en una resistencia a los fármacos que persistirá por siempre. He oído de médicos que derivan a un niño con espinillas a un dermatólogo, pero que intentaban manejar el VIH ellos mismos. ¡No deje que esto le suceda a usted! Si su médico le dice que no ha tratado a muchos pacientes VIH positivos pero que fue a una conferencia una vez y pensó que "no debe ser algo difícil" ¡salga corriendo inmediatamente!

Las personas tratadas por expertos en VIH viven más tiempo que aquellas tratadas por no expertos.

Utilizo el término "experto" porque técnicamente no existe lo que se llama un "especialista en VIH". Un especialista es alguien que ha aprobado un examen hecho por una junta de especialistas y no existe tal examen para el VIH. Un experto en VIH es un médico clínico con mucha experiencia en VIH y que se mantiene actualizado respecto de las últimas investigaciones y desarrollos en el campo. Algunos infectólogos son expertos en VIH, pero otros no lo son. Existen médicos internistas y médicos de familia que *son* expertos en VIH. Los expertos no tienen que ser médicos: Existen enfermeros profesionales y asistentes médicos. Por esto es que tiendo a usar términos como "médico clínico" y "proveedor de servicios médicos" antes que "doctor" en este libro.

Hallar un experto puede resultar complicado. Si usted tiene un proveedor médico primario, puede que él o ella lo puedan derivar con alguien. Pídale una recomendación a un **administrador de casos** o a alguien de una **organización de servicios en SIDA**. Hable con amigos que estén infectados o con miembros de grupos de apoyo. Busque a un experto dentro de su zona en el sitio web de la Academia Americana de Medicina del VIH (www.aahivm.org) o de la Asociación de Medicina del VIH (www.hivma.org).

Tener VIH no implica que deba abandonar a su proveedor médico primario. Algunos expertos en VIH actúan solamente como consultores para los proveedores primarios, mientras que otros brindan atención médica primaria ellos mismos. Lo que importa es que su atención del VIH sea dirigida por un experto y que dicho experto esté en comunicación con su proveedor primario.

He sido un gran defensor de la Ley de Protección al Paciente y Cuidado de Salud Asequible (Affordable Care Act u "Obamacare") ya que aumenta la cantidad de estadounidenses con seguro médico asequible. Sin embargo, pueden existir desventajas para personas con VIH que han tenido acceso a atención experta a través de la Ley de Atención Ryan White (Ryan White Care Act). Este programa, que brinda atención para el VIH a personas que no tienen seguro, ha llevado al desarrollo de centros de todo el país que brindan atención médica sobresaliente e integral, además de "servicios de asistencia integral" que ayudan a que las personas continúen siendo atendidas. Con la Ley de Cuidado de Salud Asequible, se han asegurado más pacientes VIH positivos y luego trasladados a Medicaid. Puede que hayan tenido que verse forzados a recibir su atención en Centros de salud aprobados por el gobierno federal (FQHC, por sus siglas en inglés). No tiene nada de malo recibir su atención en los FQHC, siempre y cuando tenga médicos clínicos con experiencia en VIH y alguno de esos mismos servicios de asistencia integral, pero no todos los tienen. Además,

Administrador de casos
Una persona que le ayuda a coordinar su atención médica, le brinda referencias para los servicios que necesita y determina si cumple con los requisitos para formar parte de cualquier programa de asistencia y prestaciones.

Organización de servicios en SIDA (ASO, por sus siglas en inglés)
Una organización que brinda servicios para personas con infección por VIH.

ATENCIÓN MÉDICA

ahora debe ser cuidadoso cuando contrata un plan de seguros utilizando el Mercado, ya que algunos planes discriminan en forma activa a las personas VIH positivas colocando a los medicamentos antirretrovirales en los niveles más altos, por lo que requieren copagos. Realice su tarea, preferiblemente con la ayuda de un administrador de casos avezado en VIH o con el "navegador" de Obamacare. Finalmente, la transición de poder en Washington en 2017 siembra la incertidumbre sobre la Ley de Protección al Paciente y Cuidado de Salud Asequible, la expansión del Medical y otros programas que benefician a las personas con VIH. Manténgase informado, y considere participar en actividades dirigidas a mantener estos programas tan importantes.

19. ¿Cómo debo tratar con mi proveedor de servicios médicos?

El proveedor que lo atiende por su infección por VIH va a ser una persona importante en su vida durante mucho tiempo. Es alguien que le tiene que gustar, en quien tiene que confiar, a quien tiene que respetar y con el que pueda ser capaz de comunicarse. Como sucede con cualquier relación a largo plazo, el primero al que vea puede que no resulte ser "el indicado". No tema mirar y comparar un poco. Estas son algunas pocas preguntas que debe realizar cuando comienza una relación con un nuevo proveedor:

1. *¿Mi plan de seguro médico cubre sus servicios?* Esta pregunta generalmente la responde el personal de la oficina o alguien que es parte de su empresa de seguros antes de que usted siquiera vea al proveedor por primera vez (el que puede no estar al tanto).

2. *¿Cuánta experiencia tiene en VIH? ¿Cómo se mantiene actualizado con los últimos avances en el campo?* Puede que estas parezcan preguntas incómodas, pero solamente alguien que no tiene

los conocimientos necesarios las contestará poniéndose a la defensiva.

3. *¿Usted será mi proveedor primario o actuará como consultor? ¿A quién debo acudir ante problemas médicos de urgencia?* La respuesta a estas preguntas puede depender de usted, del proveedor o de su empresa de seguros, pero es importante que queden claras desde el comienzo.

4. *¿Cuán a menudo voy a visitarlo? ¿Cuándo debo realizarme un estudio de laboratorio? ¿Antes de la consulta o en el mismo día de la misma?* Cualquiera de las dos opciones está bien, pero personalmente prefiero tener disponibles resultados de laboratorio recientes para que la consulta resulte más productiva.

5. *¿Cómo me contacto con usted entre consultas ante preguntas, problemas nuevos o emergencias que pudiera tener?* Algunos proveedores utilizan portales web o correos electrónicos para comunicarse con sus pacientes. Otros, tienen horas específicas para consultas telefónicas; otros se valen de enfermeros, asistentes médicos o enfermeros profesionales para el primer contacto. Averigüe quién reemplaza a su proveedor ante cualquier pregunta o emergencia cuando el mismo no se encuentra disponible.

6. *¿Dónde iré si necesito ser hospitalizado?* Uno quisiera pensar que un gran proveedor estará afiliado con un gran hospital, pero las cosas no siempre son así. Afortunadamente, la hospitalización ya no resulta inevitable como lo era durante los primeros años de la epidemia de SIDA. Aun así, vale la pena considerar si usted se encontrará cómodo yendo al hospital en el cual su proveedor envía a los pacientes. También, ahora es común ser atendido por facultativos hospitalarios antes que por su propio médico, cuando usted se encuentra hospitalizado. Los

facultativos hospitalarios son médicos que solamente atienden a pacientes hospitalizados y que vuelven a poner la atención médica en manos del proveedor primario luego del alta médica.

20. ¿Cuáles son las responsabilidades de mi proveedor y cuáles las mías?

Ya que la relación con su proveedor debe ser una sociedad, existen responsabilidades mutuas de las que ambas partes deben estar conscientes.

Responsabilidades de su proveedor

1. Tratarlo con respeto y prestar atención a sus inquietudes y opiniones.
2. Asegurar de que tenga atención médica urgente disponible en todo momento.
3. Mantenerlo informado sobre el estado de su salud, su progreso y su pronóstico en un lenguaje que usted pueda entender.
4. Comentarle sobre las opciones que tiene de tratamiento y estar dispuesto a brindarle consejo sobre cuál opción le parece la más adecuada a él o ella.
5. Informarle sobre los efecto secundarios o toxicidades a largo plazo importantes de los medicamentos, y ayudarle a ponderar los riesgos y beneficios del tratamiento (sin abrumarlo con una larga lista de cosas desfavorables que raramente suceden).

Sus responsabilidades

1. Tratar con respeto a su proveedor y al personal.
2. Brindarle un historial completo, aun cuando esto implique que usted mismo deba rastrear registros médicos antiguos. Aun mejor, ¡realice usted mismo sus propios registros! Vea la **tabla 2**

Tabla 2 Información a la que debe realizar un seguimiento y brindarle a sus nuevos proveedores

Fechas

Fecha del diagnóstico de VIH

Fecha aproximada de la infección, de conocerla (fechas de la exposición, pruebas previas de resultado negativo, síndrome retroviral agudo, etc.)

Fecha de las complicaciones más importantes

Resultados de pruebas (con sus fechas)

Recuentos de CD4

Cargas virales

Pruebas de resistencia (genotipos y fenotipos)

Serologías para hepatitis A, B y C

Anticuerpo anti *toxoplasma* IgG

Pruebas de sífilis

Pruebas de gonorrea y clamidia

Pruebas Papanicolaou (cervicales y/o anales)

Pruebas de infección de TB latente (prueba cutánea de tuberculina o reacción de Mantoux o ensayo de liberación de interferón-gamma)

Otras pruebas, de ser pertinentes (HLA B*5701, ensayo de tropismo, etc.)

Vacunaciones (con fechas)

Tétanos (Td o Tdap)

Vacuna antineumocóccica (*Pneumovax, Prevnar 13*)

Hepatitis A

Hepatitis B

Influenza (gripe)

Vacuna para el VPH (*Gardasil*)

Vacuna meningocóccica (*Menactra, Menveo*)

Vacunas por viajes

Historial de tratamiento

Todos los tratamientos antirretrovirales (con las fechas de comienzo y finalización para cada fármaco)

Efecto secundarios y reacciones alérgicas

Profilaxis o tratamientos para infecciones oportunistas o complicaciones

Otra información importante

Contactos en casos de emergencias

Administrador de casos o trabajador social

Instrucciones anticipadas (testamento en vida, poder permanente de representación médica)

ATENCIÓN MÉDICA

para ver una lista de las cosas sobre las que debe realizar un seguimiento.

3. Acudir a las consultas o cancelarlas con mucha anticipación o apenas le sea posible.

4. Seguir el curso de tratamiento acordado y comunicarle al proveedor cualquier problema lo antes posible para que se pueda cambiar el tratamiento.

5. Ser honesto sobre lo que sucede en su vida y con su tratamiento, aún si esto significa haberle fallado a su proveedor.

6. Entender que "no siempre se obtiene lo que se quiere". Existe evidencia de que una mayor "satisfacción del paciente" se encuentra asociada con índices de mortalidad más altos y más complicaciones médicas. ¿Cómo se puede explicar este hallazgo aparentemente incomprensible? Si le digo a mi paciente que no puede tomar un antibiótico para su resfriado o narcóticos para el dolor de su espalda lumbar o *Xanax* para lidiar con su estrés, puede que se moleste y me califique negativamente en una encuesta de satisfacción aunque esté realizando mi práctica médica de manera correcta y basándome en evidencias. Si le digo a una fumadora obesa que debe perder peso y dejar de fumar, puede que se encuentre menos satisfecha que si le digo que todo está bien, pero no estaría realizando una buena práctica médica. Su relación con su proveedor es una sociedad, pero no es exactamente una que sea igualitaria. Su proveedor está para darle lo que usted *necesita* basándose en la evidencia y experiencia, lo que puede que no siempre sea lo que usted *quiere*.

Comentario de Mike:

Cuando fui al consultorio del Dr. Gallant, estaba mucho más enfermo de lo que me había dado cuenta. Mi recuento de CD4 solo tenía dos dígitos y mi carga viral estaba por las nubes. Estaba perdiendo la sensibilidad de la cintura para abajo. Había estado infectado solamente un año y medio, pero era de los que progresaban rápido. Lo que me permitió sobrevivir fueron:

1. *Medicamentos que funcionan*

2. *Un médico que sabe lo que hace (¡después de todo, es el autor de este libro!)*

3. *Seguir el plan de tratamiento que había consentido.*

21. ¿Cómo pagaré mi atención médica?

Ya que este libro está hecho desde la perspectiva de la realidad estadounidense, la respuesta es compleja. En este país no hemos tenido nunca un "sistema sanitario". Hemos tenido varios sistemas que dependen del lugar donde usted reside, su edad, sus ingresos, su estado inmigratorio y si usted es o no discapacitado, por lo que hay muchas personas que caen por fuera de las muchas y enormes brechas que estos sistemas dejan abiertas. Afortunadamente, tener infección por VIH le da derecho a beneficios que no tendría si usted padeciera de alguna otra enfermedad.

La Ley de Protección al Paciente y Cuidado de Salud Asequible (ACA u "Obamacare") nos ha acercado a lograr una cobertura universal, pero aún nos deja a merced de las empresas de seguros, Y su futuro es cuestionable, como ya explicamos arriba (pregunta 18). Si se anula, no sabemos que lo reemplazará.

La atención del VIH es costosa. El costo al mayoreo promedio de un año de costos de TAR no genérico se

La atención del VIH es costosa. El costo al mayoreo promedio de un año de costos de TAR no genérico se encuentra en el rango de los $28.000 a $35.000 por año, sin incluir consultas médicas ni pruebas de laboratorio. Hay pocas personas que puedan pagar esto de su bolsillo.

Programa de asistencia para medicamentos contra el SIDA (ADAP, por sus siglas en inglés)

Un programa financiado federalmente que brinda medicamentos antirretrovirales y otros medicamentos relacionados con el VIH a aquellos que no tienen otra manera de pagarlos. Los programas están administrados por los estados y la cobertura cambia de estado a estado.

Ley de Atención Ryan White

Un programa financiado por el gobierno que brinda dinero a un estado o a nivel local para prestar atención a personas con infección por VIH que no están aseguradas.

Medicaid

Un programa de seguro médico financiado por los gobiernos federales y de los diferentes estados que brinda cobertura para la atención médica de personas de bajos recursos que no están aseguradas.

encuentra en el rango de los $28.000 a $35.000 por año, sin incluir consultas médicas ni pruebas de laboratorio. Hay pocas personas que puedan pagar esto de su bolsillo. Quienes tienen seguros privados, por lo general se encuentran cubiertos, aunque algunos planes requieren altos copagos o tienen límites en la cobertura de medicamentos. Pueden existir programas gubernamentales o asistencia para copagos de la industria farmacéutica que le ayuden a cubrir dichos costos. Hable con su administrador de casos o trabajador social.

Si usted no se encuentra asegurado o si su seguro no cubre sus medicamentos, puede que cumpla con los requisitos para ingresar en el **Programa de asistencia para medicamentos contra el SIDA (ADAP, por sus siglas en inglés)** de su estado. Este es un programa que le brinda medicamentos contra el VIH a personas que se encuentran por debajo de un nivel específico de ingresos. La cobertura provista por los programas ADAP cambian según el estado. Los programas de algunos estados son bastante generosos, mientras que otros son más mezquinos y pueden tener listas de espera o listas de medicamentos más reducidas. Los fondos de la Ley de Atención Ryan White (**Ryan White Care Act**) que algunos proveedores o centros de tratamiento de VIH aceptan, a menudo cubren las consultas médicas y las pruebas de laboratorio. Al momento de escribir esto, la financiación de la Ryan White sigue en vigencia, aunque su futuro es incierto, como lo he hablado en la pregunta 18. Finalmente, la ACA ha hecho que a las personas con infección por VIH les resulte más fácil cumplir con los requisitos para acceder a **Medicaid** o a un seguro privado. En algunos estados, los fondos de la Ryan White pueden utilizarse para pagar primas de seguros.

Las complejidades de los seguros, beneficios y prestaciones cambian muchísimo y demasiado rápido como para que pueda abordarlas con precisión en este libro.

Mi consejo es que hable con un administrador de casos, trabajador social o navegador de Obamacare avezado en VIH y descubra en qué posición se encuentra usted. Puede encontrarlos en clínicas para VIH y organizaciones de servicio para el SIDA.

ATENCIÓN MÉDICA

PARTE CINCO

Punto de partida

¿Qué indica mi conteo de CD4?

¿Qué es un estudio de resistencia y cuándo debo realizarme uno?

¿Qué vacunas necesito?

Más ...

22. ¿Qué indica mi conteo de CD4?

Glóbulos rojos (GR)

Una célula sanguínea que trasporta oxígeno a los órganos del cuerpo. Si usted no tiene suficientes GR, se encuentra anémico.

Plaqueta

Una célula sanguínea que ayuda en la coagulación de la sangre. Un recuento bajo de plaquetas, a veces puede suceder debido a una infección por VIH y puede provocar sangrados y formación de hematomas fáciles.

Linfocito

Un tipo de glóbulo blanco que lucha contra las infecciones. Las células CD4 son un tipo de linfocito.

Profilaxis

Prevención, generalmente aplicada a la utilización de medicamentos que se toman para prevenir infecciones oportunistas o para evitar que regresen luego de haberlas tratado.

Su sangre contiene **glóbulos rojos** (**GR**), glóbulos blancos (GB) y **plaquetas**. Los **linfocitos** son un tipo de glóbulos blancos y el CD4 es un tipo específico de linfocito, el que más se ve afectado por el VIH. El recuento de CD4 mide la salud de su sistema inmunitario. Se debe verificar de manera rutinaria (por lo general cada 3 a 6 meses) si usted *no* se encuentra bajo tratamiento, ya que mide la cantidad de daño provocado por el VIH y es la prueba más importante para determinar la urgencia con la que se debe comenzar el TAR (pregunta 28) y la necesidad de **profilaxis** (prevención) de infecciones oportunistas (pregunta 60). El recuento de CD4 casi siempre aumenta con un TAR efectivo, pero resulta difícil predecir cuánto.

Una vez que comience con el TAR, la carga viral es una medición más importante respecto a su respuesta ante el tratamiento que el recuento de CD4. Si su carga viral es indetectable (el objetivo del tratamiento), entonces es poco probable que deba realizar algún cambio en base al recuento de CD4. Una respuesta ideal al TAR es tener una carga viral indetectable y un recuento de CD4 por encima de 500. Una vez que alcance dicho objetivo, los lineamientos actuales en los EE.UU. indican que continuar realizando el recuento de CD4 es opcional, aunque muchos pacientes y prestadores siguen pensando que las pruebas de carga viral y recuento de CD4 deben ordenarse siempre en conjunto. En mi práctica médica, generalmente ordeno el recuento de CD4 una vez al año para aquellas personas en las que el TAR resulta efectivo. No sé muy bien por qué. Supongo que es una combinación de inercia y las expectativas del paciente.

El recuento de CD4 puede variar día a día, inclusive de hora en hora. Puede decaer temporalmente cuando usted se encuentra enfermo o ha sido vacunado y se puede ver afectado por la forma en la que lo procesa el laboratorio.

No le preste mucha atención a un solo recuento y no se preocupe o entusiasme demasiado acerca de un solo recuento que resulta inconsistente con los recuentos previos. Lo que importa es la *tendencia* y no un número. Ante la duda, también puede fijarse en el **porcentaje de CD4**, el porcentaje de linfocitos que son células CD4. Este número no varía tanto como el recuento de CD4, por lo que si su recuento de CD4 ha cambiado pero el porcentaje no, lo más probable es que este cambio no sea un cambio importante. Y recuerde que un recuento normal alto de CD4 no es mejor que uno normal bajo. Una vez que está por encima de 500, el número ya no importa. ¡No sea como mis pacientes que se aterran cuando su recuento de CD4 "cae" de 920 a 880!

Las **células CD8** (o **linfocitos CD8**, o **linfocitos T supresores**) también se ven afectados por la infección por VIH y sabemos que tener una proporción mayor de células CD4 que de células CD8 (CD4/CD8) es mejor que tener una proporción menor. Pero no utilizamos estos números para tomar decisiones sobre el tratamiento, ya que no hay otra cosa que hacer con los resultados que continuar con el TAR. No son pruebas recomendadas, lo único que hacen es encarecer el monitoreo de CD4.

23. ¿Qué es una carga viral?

La carga viral (ARN viral de VIH) mide la cantidad de VIH que usted tiene en su cuerpo. Es una medida de la actividad del virus y de cuán bien está funcionando el TAR. También se la utiliza, junto con el recuento de CD4, para ayudar a decidir sobre la urgencia del comienzo del tratamiento.

La carga viral puede variar desde muy baja (menos de 20 copias por milímetro de sangre) a muy alta (millones de copias). Su punto más alto se presenta durante

PUNTO DE PARTIDA

Porcentaje de CD4

El porcentaje de linfocitos que son células CD4. El porcentaje de CD4 se brinda cuando se ordena un recuento de CD4 y proporciona información adicional sobre el estado del sistema inmunitario.

Células CD8 (o linfocitos CD8, o células T supresoras)

Otro tipo de linfocitos que se ven afectados por la infección por VIH. No es necesario medir las células CD8, ya que su recuento no se utiliza para tomar decisiones sobre el tratamiento.

Log (logaritmo)

Otra forma de expresar los resultados de la carga viral. Una carga viral de 100.000 es una carga viral de cinco log; 10.000 son cuatro log; 1000 son tres log. Un cambio de diez veces en la carga viral es un cambio de un log. Por ejemplo, una caída en la carga viral de 100.000 a 1000 es una "caída de dos log".

Desajuste

Una única carga viral detectable, antes o después de cargas virales indetectables.

Fallo

Falta de efectividad del TAR Incluye el fallo virológico (carga viral detectable estando bajo tratamiento), fallo inmunológico (caída en el recuento de CD4 estando bajo tratamiento) y fallo clínico (empeoramiento de los síntomas estando bajo tratamiento).

Resistencia

La capacidad de replicarse del virus, a pesar de la presencia de medicamentos antirretrovirales.

Prueba de genotipo

En VIH, un tipo de prueba de resistencia que busca mutaciones específicas resistentes, que se saben que son la causa de la resistencia ante los fármacos antirretrovirales.

Prueba de fenotipo

Un tipo de prueba de resistencia que mide la capacidad del virus para replicarse ante concentraciones variadas de fármacos antirretrovirales.

el síndrome retroviral agudo y en personas con la enfermedad en estado avanzado que no están sometidas a tratamiento. Cuando el tratamiento es efectivo, la carga viral debe ser indetectable, generalmente menor a 20, en la prueba que más se utiliza. Tener una carga viral indetectable no significa que no exista virus, solamente significa que la carga viral es demasiado baja como para que pueda ser medida por las pruebas de sangre estándar.

Se debe medirse la carga viral cerca de un mes después de haber comenzado o cambiado su tratamiento y, a partir de ahí, rutinariamente, por lo general cada 3 a 4 meses. Las mediciones rutinarias resultan especialmente importantes antes de comenzar el tratamiento, ya que es así como se sabe si los fármacos están funcionando. Si ha estado siguiendo el TAR con una carga viral indetectable durante años, basta verificarla cada 6 meses. La carga viral debiera caer al menos a una décima parte [1 **log (logaritmo)**] durante el primer mes de tratamiento (p.ej.: de 100.000 a 10.000) y volverse indetectable dentro de los 3 a 6 meses, dependiendo de cuán alta haya sido antes de haber comenzado con el tratamiento. La carga viral va a disminuir más rápido si toma un inhibidor de integrasa (pregunta 29), volviéndose indetectable generalmente dentro de los 1 a 2 meses.

Si su carga viral se vuelve detectable de vez en cuando, no entre en pánico. Puede que solamente se trate de un **"desajuste"**, una única carga viral que es detectable en bajos niveles (generalmente muy por debajo de 1000). Los desajustes pueden ser resultados de variaciones normales de laboratorio (ninguna prueba de laboratorio es 100% precisa), por lo que generalmente no hay nada de qué preocuparse, siempre y cuando tome sus medicamentos con constancia. Decimos que un tratamiento ha fallado si la carga viral se encuentra por encima de 200 en repetidas ocasiones. Por supuesto, no se puede estar seguro de que se trata de un desajuste hasta que no se repita la prueba, lo que es muy importante de hacer, ya que una carga viral detectable también puede ser signo de una **falla** del tratamiento temprano.

24. ¿Qué es un estudio de resistencia y cuándo debo realizarme uno?

Los estudios de resistencia le dicen qué fármacos van a funcionar para tratar al virus particular con el que se encuentra infectado. No todos los virus responden a todos los medicamentos Los estudios de resistencia ayudan a su prestador a elegir los mejores fármacos para tratarlo. A diferencia de los recuentos de CD4 y las cargas virales, estos estudios no se ordenan de forma rutinaria. Se ordenan por dos razones: para determinar si usted se encuentra infectado con un virus resistente y para determinar si ha desarrollado alguna **resistencia**, en el caso de que su tratamiento esté fallando.

Se debe someter a un estudio de resistencia apenas haya sido diagnosticado con VIH, aun cuando no haya comenzado de inmediato con el TAR. El estudio es menos preciso si se lo retrasa. Su prestador también debe ordenar un estudio de resistencia si usted no está respondiendo a su tratamiento, para determinar qué fármaco ya no está funcionando y cuáles deben utilizarse en el siguiente lugar.

Existen dos tipos de estudios de resistencia: **estudios de genotipo** y **estudios de fenotipo**. Los estudios de genotipo buscan **mutaciones** (cambios) en los genes del virus, que pueden ocasionar resistencia a fármacos específicos. Los estudios de fenotipo miden la capacidad del virus de replicarse (multiplicarse o reproducirse) ante la presencia de fármacos. Los estudios de genotipo son más rápidos y más económicos, pero pueden resultar difíciles de interpretar si existen muchas mutaciones. Los

PUNTO DE PARTIDA

Mutaciones

Cambios en la constitución genética normal de un organismo, debidos a cambios que suceden durante su reproducción. En el caso del VIH, algunas mutaciones pueden ocasionar resistencia, lo que le permite al virus replicarse ante la presencia de fármacos antirretrovirales.

Los estudios de resistencia le dicen qué fármacos van a funcionar para tratar al virus particular con el que se encuentra infectado.

Hemograma completo (o CSC)

Una prueba estándar de sangre que mide los recuentos de glóbulos blancos y rojos, el hematocrito, la hemoglobina y el recuento de plaquetas.

Hemoglobina

El componente de los glóbulos rojos que transporta oxígeno. También se utiliza como una medida de la cantidad de glóbulos rojos en la sangre.

Hematocrito

Una medida de la cantidad de glóbulos rojos en la sangre.

Panel químico integral

Una prueba estándar de sangre que mide la función renal, busca evidencia de enfermedad hepática, evalúa el estado nutricional y busca alteraciones en los electrolitos (sodio, potasio).

Hepatitis

Inflamación o infección del hígado.

ADN de VHB

La "carga viral" para la hepatitis B, que se utiliza para realizar el diagnóstico en algunas personas con anticuerpos VHB negativos y para monitorear la respuesta al tratamiento de la hepatitis B.

estudios de fenotipo llevan más tiempo, pero miden la resistencia de forma más directa y resultan más efectivos para determinar si un fármaco aun tiene actividad parcial, a pesar de las mutaciones. Tendemos a utilizar estudios de genotipo cuando esperamos que los resultados sean bastante inequívocos, mientras que los estudios de fenotipos se reservan para personas con una mayor resistencia.

Los estudios de resistencia no son perfectos. Puede que el laboratorio no sea capaz de realizar el estudio si su carga viral se encuentra por debajo de 500 a 1000 y los estudios son más efectivos hallando qué fármacos *no* funcionarán antes que aquellos que *si* lo harán. Las malas noticias (evidencia de resistencia) son siempre de confiar, pero las buenas noticias (evidencia de sensibilidad a los fármacos) se deben tomar con pinzas. Puede que no siempre le brinden información confiable acerca de fármacos que haya tomado en el pasado, ya que el virus resistente puede encontrarse en reservorios pero ya no ser detectable. No pase por alto los resultados de estudios de resistencia anteriores. Si se detectó la resistencia hace 5 años, aún existe, inclusive si no aparece en un estudio actual.

Existen dos tipos de estudios de resistencia que se deben conocer. Los estudios de genotipos y fenotipos de la integrasa buscan resistencia a fármacos clasificados como inhibidores de integrasa (ver pregunta 29). Se deben ordenar para personas en las cuales no funciona el tratamiento con un inhibidor de integrasa, pero no se incluyen en algunos de los estudios de resistencia estándar y se los debe ordenar por separado, a menos que se esté utilizando un ensayo combinado. El *GenoSure Archive* es un nuevo estudio de genotipo que busca resistencia archivada: resistencia que ha desarrollado en el pasado y que no necesariamente se detecta en los estudios de resistencia estándar. A diferencia de otros estudios de genotipo, el *GenoSure Archive* no requiere una carga viral mínima. Aunque tenemos poca experiencia clínica con este estudio hasta ahora, tiene el potencial de ayudar a guiar la elección de tratamiento en personas que no tienen acceso a registros médicos y pruebas de resistencia antiguos.

25. ¿Qué otros estudios necesito?

Esta es una lista de estudios importantes. Algunos se ordenan por única vez, cuando recién se lo ha diagnosticado, mientras que otros se ordenan de manera rutinaria.

- *Hemograma completo (o conteo sanguíneo completo, CSC).* Al inicio y cada 3 a 6 meses, para detectar anemia (**hemoglobina** y **hematocrito**), recuento de glóbulos blancos bajo o problemas con las plaquetas.

- *Panel químico integral.* Al inicio y cada 3 a 6 meses, principalmente para evaluar hígado y riñones.

- *Pruebas de **hepatitis**.* Prueba de referencia inicial para hepatitis A, B y C y pruebas de seguimiento para anticuerpos de los tipos A y B luego de la vacunación, para ver si la misma funcionó (preguntas 79 y 80). Si las pruebas iniciales muestran evidencia de hepatitis B o C crónicas, entonces necesitará más pruebas, entre ellas las de carga viral de hepatitis B o C (**ADN de VHB** o **ARN de VHC**). En consumidores de drogas inyectables u hombres homosexuales de alto riesgo, estas pruebas deben ordenarse de manera rutinaria.

- *Pruebas para infecciones trasmitidas sexualmente.* Pruebas para sífilis, gonorrea y clamidia al menos una vez al año si usted es sexualmente activo (pregunta 89).

- *Prueba de tuberculosis.* **Prueba cutánea de tuberculina (TST), derivado proteínico purificado (DPP), o ensayo de liberación**

PUNTO DE PARTIDA

ARN de VHC

La "carga viral" para la hepatitis C, que se utiliza para confirmar el diagnóstico en algunas personas con un anticuerpo VHC positivo y para monitorear la respuesta al tratamiento de la hepatitis C.

Prueba cutánea de tuberculina (TST, o derivado proteínico purificado [DPP])

Una prueba cutánea utilizada para buscar evidencias de exposición pasada a la *Mycobacterium tuberculosis*, la bacteria que ocasiona la tuberculosis. La forma más común de TST es el DPP (derivado proteínico purificado).

Ensayo de liberación de interferón-gamma (IGRA)

Una prueba de sangre que se utiliza para detectar infecciones latentes con la bacteria de la TB como alternativa a la prueba cutánea de tuberculina. La QuantiFERON-TB Gold es la IGFRA más común.

QuantiFERON-TB Gold

La IGRA mayormente utilizada; una prueba de sangre para detectar infección latente por tuberculosis.

Toxoplasmosis

Enfermedad ocasionada por el parásito, *Toxoplasma gondii*.

Papanicolaou

Una prueba diagnóstica que se utiliza para buscar displasia y cáncer cervical. Ahora también se la utiliza para diagnosticar displasia anal (ver **Papanicolaou anal**).

Displasia cervical

Células anormales del cuello uterino, la boca del útero, ocasionadas por el virus del papiloma humano (VPH). Si no se las trata, pueden progresar hasta ocasionar cáncer cervical.

Papanicolaou anal

Una prueba diagnóstica para detectar displasia anal. Llamada también "citología anal".

Glucosa en ayunas

Mide los niveles de glucosa en sangre luego de pasar horas sin comer.

de interferón-gamma (**IGRA, por sus siglas en inglés**) como el *QuantiFERON-TB Gold* para hallar si ha estado expuesto a la bacteria que ocasiona la tuberculosis (pregunta 59).

- *Anticuerpo anti toxoplasma IgG.* Para hallar si ha estado expuesto al parásito que causa la **toxoplasmosis** (pregunta 56).

- *Papanicolaou.* En las mujeres, para hallar **displasia cervical** (cambios en las células del cuello uterino) o cáncer. El Papanicolaou debe repetirse al menos todos los años. **Los Papanicolaou anales** se deben considerar tanto en hombres como en mujeres, especialmente en aquellos que hayan practicado sexo anal receptivo (pregunta 81).

- *Glucosa en ayunas y panel de lípidos.* Antes de comenzar el TAR y periódicamente luego de comenzarlo, especialmente si toma fármacos para el VIH que aumentan el colesterol, los triglicéridos y el azúcar en sangre (pregunta 43).

- *Análisis de orina.* Para buscar problemas renales o signos de infección (pregunta 49). Debe ordenarse casa 6 meses si se encuentra tomando un régimen de fármacos que incluye tenofovir DF (*Viread, Truvada, Complera, Atripla,* o *Stribild*).

Otras pruebas que se ordenan a veces, incluyen pruebas de anticuerpos anti CMV (anti-CMV IgG), radiografía de pecho y un ensayo HLA B*5701 para descubrir si el abacavir es seguro para usted (ver pregunta 45).

26. ¿Qué vacunas necesito?

- *Toxoide tetánico (dT o DTP).* Todo el mundo necesita un refuerzo de la vacuna contra el tétanos cada 10 años. Si no le han aplicado la DTP, que incluye las vacunas contra la difteria y la tos ferina (tos convulsa), debe aplicársela una vez y no es necesario que espere hasta la fecha en la que debe aplicarse el refuerzo de la vacuna contra el tétanos.

- *Vacuna antineumocócica.* Estas vacunas ayudan a protegerse contra el **pneumococcus,** una bacteria que ocasiona neumonía. Comience con la *Prevnar 13,* seguida, al menos 8 semanas después, de dos dosis de *Pneumovax* aplicadas con 5 años entre cada una. Si se ha aplicado la *Pneumovax* primero, espere al menos un año antes de aplicarse la *Prevnar 13.*

- *Vacuna contra la hepatitis A.* Si nunca padeció **hepatitis A** y no es inmune a la misma (con un positivo total o un **anticuerpo anti VHA** IgG), considere aplicarse la serie de dos vacunas, seguidas de una prueba de seguimiento de anticuerpos, para asegurarse de que la misma haya tenido efecto. La vacuna contra la hepatitis A es especialmente importante en hombres homosexuales y bisexuales, viajeros a países de recursos limitados y personas que padecen de hepatitis B o C crónicas.

- *Vacuna contra la hepatitis B.* Si nunca padeció hepatitis B y no es inmune a la misma (con un positivo total o un anticuerpo de superficie de VHB [HBsAb]), debe aplicarse la serie de tres vacunas, seguidas de una prueba de seguimiento de anticuerpos, para asegurarse de que la misma haya tenido efecto. Existe también una vacuna de tres dosis combinadas (*Twinrix*) que lo protege de las hepatitis A y B.

- *Vacuna contra la influenza ("gripe").* Se recomienda una vacuna antigripal* durante el otoño, no porque las personas VIH positivas padezcan más gripe o una gripe más grave que cualquier otra persona, sino porque padecerla es una gran molestia. Aplíquese la vacuna inyectable y no la de aerosol nasal con virus vivo.

PUNTO DE PARTIDA

Panel de lípidos

Una prueba de sangre que mide los niveles de lípidos en su sangre (grasas y colesterol).

Análisis de orina.

Una prueba estándar de laboratorio que busca evidencias de proteínas, azúcar, sangre e infección en la orina.

Toxoide tetánico (dT o DTP)

Una vacuna combinada que debe aplicarse cada 10 años en adultos, más allá de su situación frente al VIH. La DTP (una combinación de vacunas contra el tétanos, la difteria y la tos ferina) se debe aplicar una vez.

Vacuna antineumocócica

Una vacuna (Prevnar 13, Pneumovax) recomendada para adultos VIH positivos, para evitar la neumonía ocasionada por neumococo.

Neumococo

El nombre común del *Streptococcus pneumoniae*, una causa frecuente de neumonía bacteriana.

Hepatitis A

Una infección viral del hígado, ocasionada por el virus de la hepatitis A (VHA).

Anticuerpo VHA

Una prueba de sangre para la hepatitis A.

Influenza ("gripe")

Una infección ocasionada por el virus de la influenza que ocasiona fiebre, dolores musculares, síntomas respiratorios y gastrointestinales. Un resfrío fuerte no es una gripe.

Virus varicella-zóster (varicela)

El virus que ocasiona la varicela (varicela primaria) y la culebrilla (herpes zóster).

Virus del papiloma humano (VPH)

Un virus que se transmite por vía sexual, que genera células anormales (displasia) en el cuello uterino, el ano y la boca, las que pueden ocasionar cáncer si no se lo trata.

- *Vacuna contra el virus varicella-zóster (varicela).* Si su recuento de CD4 es menor a 200, no recuerda haber padecido varicela ni culebrilla jamás y si tiene anticuerpos anti-varicella IgG negativos, considere aplicarse esta vacuna.

- *Vacuna contra la culebrilla (herpes zóster).* Esta vacuna se encuentra aprobada por los CDC para personas mayores de 50 años de edad y se la recomienda para la población mayor a los 60 años de edad. No ha sido aprobada para las personas VIH positivas, pero se la considera segura si su recuento de CD4 es mayor a 200.

- *Vacuna contra el virus del papiloma humano (VPH).* El mejor momento para aplicarse esta vacuna es antes de tener sexo por primera vez, pero actualmente se la recomienda para hombres y mujeres de hasta 26 años. Previene los cánceres ocasionados por el VPH, incluyendo el cáncer cervical y anal (pregunta 81). Aún si ya ha padecido alguna afección relacionada con el VPH (verrugas anogenitales, displasia cervical o anal), puede protegerle contra cepas con las que no se encuentre infectado. Si es mayor de 26 años de edad, también puede considerar vacunarse, pero es menos probable que esta vacuna se encuentre cubierta por su seguro médico.

- *Vacuna antimeningocócica.* Han habido una cantidad de casos y de brotes de enfermedad meningocócica, incluyendo meningitis, entre hombres homosexuales en varias partes del país. El Comité Asesor sobre Prácticas de Inmunización (ACIP, por sus siglas en inglés) ahora recomienda la aplicación de una vacuna meningocócica que cubre a

---

*La vacuna antigripal no solamente no ocasiona autismo, sino que, además, no ocasiona gripe. Generalmente se la aplica durante la temporada fría, por lo que resulta inevitable que algunas personas padezcan gripe poco después de haberse vacunado, razón por la cual le echan la culpa a la vacuna. ¡No sea una de esas personas!

los serogrupos C, W, e Y (MenACWY, *Menveo, Menactra*). Al momento de escribir esto, los CDC están decidiendo si aprueban esta recomendación de la ACIP.

Las vacunas aplicables antes de viajes internacionales se tratan en la pregunta 93.

Las vacunas funcionan mejor cuando el sistema inmunitario se encuentra fuerte. Si va a comenzar pronto con el TAR, las vacunas le resultarán más efectivas si espera hasta que su recuento de CD4 haya aumentado y si su carga viral sea indetectable.

Vacuna antineumocócica

Una vacuna que previene la enfermedad meningocócica.

Meningococo

La bacteria que ocasiona la enfermedad meningocócica y la meningitis.

PUNTO DE PARTIDA

PARTE SEIS

Comienzo del tratamiento

¿Cómo funciona el tratamiento antirretroviral?

¿Cómo elegimos mi primer régimen junto con mi proveedor?

¿Por qué es tan importante la adherencia?

Más ...

27. ¿Cómo funciona el tratamiento antirretroviral?

Los fármacos antirretro-virales no matan al VIH, impiden que se replique (reproducirse a sí mismo).

Los fármacos antirretrovirales no matan al VIH, impiden que se replique (reproducirse a sí mismo). Si se impide la replicación, se impide que el virus infecte células nuevas. Suprimir la replicación también reduce la activación inmunitaria y la inflamación que se creen son la causa de gran parte del daño al sistema inmunitario (pregunta 9). Desactivar la replicación, la activación inmunitaria y la inflamación, le permite al sistema inmunitario recuperarse y aumentar el recuento de CD4.

Tratamiento de combinación

La utilización de más de un fármaco antirretroviral para suprimir la infección por VIH.

Régimen

Una combinación de fármacos antirretrovirales

Viriones

Partículas únicas de virus

Tipo natural del virus

La cepa del VIH que se presenta "al natural": sin la presencia de fármacos antirretrovirales que pueden seleccionar para mutaciones. Generalmente, un virus no mutante y sensible a los fármacos.

Cepa

En el caso del VIH, un tipo de virus, como cuando decimos "cepa resistente a los fármacos".

El **tratamiento de combinación** ha sido un principio rector desde mediados de los 90. La razón para combinar varias drogas en un único **régimen** o "cóctel" es prevenir la resistencia. Cuando el virus se reproduce, no lo hace tan cuidadosamente. Se encuentra apurado y comete muchos errores a los que se los llama mutaciones. Cuando uno no se encuentra bajo tratamiento, se producen diariamente miles de millones de **viriones** (partículas de virus). A causa del gran índice de errores, casi todas las mutaciones que *podrían* producirse, se producen *de hecho*, de manera diaria. Antes del advenimiento del TAR, que pudo suprimir por completo la replicación, el tratamiento contra el VIH consistía en uno o dos fármacos relativamente débiles. Las mutaciones que permitían que el virus se replicara en presencia de dichos fármacos, podían aparecer espontáneamente. Estos mutantes resistentes tenían entonces una ventaja sobre el **tipo natural del virus** (virus sensible a los fármacos sin mutaciones). Con el tiempo, se seleccionaban como la **cepa** predominante, haciendo que los fármacos ya no fueran efectivos.

Es mucho más difícil para el virus desarrollar espontáneamente las mutaciones suficientes para ocasionar la resistencia a múltiples fármacos. Cuando usted se encuentra bajo un régimen de TAR que incluye varios fármacos activos, la resistencia solo puede suceder cuando los niveles de dichos fármacos no son lo suficientemente altos como para evitar que el virus se replique, como ocurre cuando se saltea alguna dosis.

Aún cuando los actuales regímenes de TAR se componen de al menos tres fármacos, no hay nada mágico en este número tres. Es posible utilizar menos fármacos si los mismos son potentes y si tienen una "barrera de resistencia" alta, lo que quiere decir que el virus precisa de múltiples mutaciones para desarrollar resistencia.

28. ¿Debo comenzar con el tratamiento?

La respuesta corta es *¡sí!* La respuesta más detallada depende, en parte de su recuento de CD4 y su carga viral y de si usted se encuentra listo para el compromiso que requiere el TAR. Los lineamientos actuales de los EE. UU. recomiendan el tratamiento para *todos* quienes padezcan de infección por VIH, con un acento en la recomendación que dependerá del recuento de CD4. Así es como yo lo veo:

1. Si usted padece SIDA, si su recuento de CD4 es menor a 200 o si presenta síntomas graves ocasionados por el VIH, debe comenzar con el TAR *inmediatamente*. Sin el tratamiento, usted se encuentra en riesgo de desarrollar complicaciones graves pero prevenibles, algunas de ellas, fatales.

2. Si su recuento de CD4 está entre 200 y 500, pronto deberá comenzar con el TAR. Puede que se sienta saludable, pero su sistema inmunitario ya se encuentra dañado. ¿Para qué esperar a que empeore?

3. Si su recuento de CD4 está por encima de 500, debe considerar seriamente comenzar con el TAR. Puede que no sea urgente que lo haga, ya que su riesgo de presentar la mayoría de las complicaciones serias vinculadas con el VIH es bajo,

pero existen otras complicaciones a largo plazo que pueden prevenirse si se comienza con el TAR, ahora.

4. Si usted tiene una pareja o varias parejas sexuales VIH negativas, debe comenzar con el TAR. Estar bajo TAR con una carga viral indetectable es la manera más efectiva de proteger a su pareja.

Esta tendencia a comenzar inmediatamente con los ART, a veces ni bien se tiene el diagnóstico, está en aumento. Esto no era posible en el pasado, cuando se necesitaban los estudios de laboratorio para tomar decisiones sobre el tratamiento. Las mejoras en la seguridad y practicidad de los fármacos para el VIH hacen posible comenzar mientras esperan los resultados. Para muchas personas comenzar inmediatamente es mejor que esperar, y también puede disminuir la propagación del virus. Algunos regímenes sí necesitan las pruebas de laboratorio, por lo tanto se debe seleccionar el tratamiento con cuidado.

Existen otras razones para comenzar el TAR, sin importar su recuento de CD:

- *Embarazo.* Para prevenir el contagio al bebé (pregunta 76).
- *Hepatitis B.* Porque puede tratar el VIH y la hepatitis B con los mismos fármacos (pregunta 80).
- *Neuropatía asociada con el VIH (HIVAN, por sus siglas en inglés).* Porque el TAR es el único tratamiento efectivo (pregunta 49).
- *Enfermedad coronaria (o alto riesgo cardíaco).* Porque el VIH aumenta su riesgo de padecer enfermedad coronaria (pregunta 47).
- *Riesgo de transmisión sexual.* Porque disminuir su carga viral lo hace menos contagioso a los demás (pregunta 86).

Hay solamente dos grupos de personas a las que no insto a comenzar con el TAR: Las personas quien no se sientan listos, comprometidos o capaces de adherirse al tratamiento. Y los controladores de élite (personas que tienen carga viral indetectable sin tratamiento). Los **controladores de élite** también deben considerar el tratamiento, que puede beneficiarlos porque reduce la inflamación crónica y la activación inmune que puede causar complicaciones a largo plazo. Pero como el beneficio sigue siendo teórico no insisto demasiado siempre y cuando tengan recuentos CD4 normales y estables.

29. ¿Cuáles son los tipos de fármacos antirretrovirales y por qué son importantes?

El VIH pasa por varias etapas a lo largo de su ciclo de vida, comenzando desde su ingreso a una célula humana y finalizando con la liberación de nuevas partículas de virus en el torrente sanguíneo que, posteriormente, infectan nuevas células. A esto se lo llama el ciclo de vida viral (figura 1). Los fármacos antirretrovirales funcionan interfiriendo con alguna de las etapas de este ciclo de vida y se los clasifica de acuerdo a cuál etapa es la que inhiben. Hablar sobre **clases de fármacos** y etapas del ciclo de vida puede volverse algo un poco técnico, pero téngame paciencia. No es esencial conocer las cláusulas de los fármacos, aun así resulta útil, ya que los fármacos dentro de las mismas clases a menudo tienen patrones de toxicidad o resistencia que se superponen. (Además también está bueno saberlo). Los fármacos se encuentran enumerados por categoría en la **tabla 3**.

1. **Entrada** a la célula CD4 (**inhibidores de entrada**). Esta etapa tiene tres subetapas:
   a. **Acoplamiento** de la **gp120**, una porción del **envolvente** (la parte exterior del virus) al **receptor CD4** en la superficie de la célula CD4. Todavía no existen inhibidores del acoplamiento

Controladores de élite

Personas infectadas por VIH cuyos recuentos de CD4 permanecen altos y cuyas cargas virales son indetectables, sin estar bajo tratamiento.

Los fármacos antirretrovirales funcionan interfiriendo con alguna de las etapas de este ciclo de vida y se los clasifica de acuerdo a cuál etapa es la que inhiben.

Clases de fármacos

Categorías o grupos de fármacos contra el VIH que se clasifican por la forma en la que actúan y por la etapa del ciclo de vida viral a la que apuntan.

Entrada

El proceso por el cual el VIH ingresa a las células humanas.

Tabla 3 Agentes antirretrovirales (fármacos aprobados en orden alfabético por clase de fármaco)

Nombre genérico	Nombre comercial	Abreviatura	Fabricante (de la versión de nombre comercial)
Inhibidores de la transcriptasa inversa análogos de los nucleósidos (ITIN)			
Abacavir	*Ziagen* o genérico	ABC	ViiV Healthcare
Didanosina	*Videx, Videx EC,* o genérico	ddl, ddl EC	Bristol-Myers Squibb
Emtricitabina	*Emtriva*	FTC	Gilead Sciences
Lamivudina	*Epivir* o genérico	3TC	ViiV Healthcare
Estavudina	*Zerit* o genérico	d4T	Bristol-Myers Squibb
Alafenamida de tenofovir (tenofovir AF)	Vemlidy (para el tratamiento de la hepatitis B crónica)	TAF	Gilead Sciences
Fumarato de disoproxilo de tenofovir (tenofovir DF)	*Viread*	TDF	Gilead Sciences
Zidovudina	*Retrovir* o genérico	AZT, ZDV	ViiV Healthcare
Inhibidores de la transcriptasa inversa no análogos de los nucleósidos (ITINN)			
Delavirdina	*Rescriptor*	DLV	ViiV Healthcare
Doravirina	No aprobado*	DOR	Merck & Co.
Efavirenz	*Sustiva (Stocrin†)*	EFV	Bristol-Myers Squibb (Merck & Co.†)
Etravirina	*Intelence*	ETR	Janssen Therapeutics
Nevirapina	*Viramune, Viramune XR,* o genérico	NVP	Boehringer-Ingelheim
Rilpivirina	*Edurant*	RPV	Janssen Therapeutics
Inhibidores de la proteasa (IP)			
Atazanavir	*Reyataz*	ATV	Bristol-Myers Squibb
Atazanavir/cobicistat	*Evotaz*	ATV/COBI	Bristol-Myers Squibb
Darunavir	*Prezista*	DRV	Janssen Therapeutics
Darunavir/cobicistat	*Prezcobix*	DRV/COBI	Janssen Therapeutics
Fosamprenavir	*Lexiva (Telzir†)*	FPV	ViiV Healthcare
Indinavir	*Crixivan*	IDV	Merck & Co.
Lopinavir/ritonavir	*Kaletra (Aluvia†)*	LPV/r	AbbVie
Nelfinavir	*Viracept*	NFV	ViiV Healthcare (Roche†)
Ritonavir	*Norvir*	RTV	AbbVie
Saquinavir	*Invirase*	SQV	Genentech
Tipranavir	*Aptivus*	TPV	Boehringer-Ingelheim
Inhibidor de la fusión			
Enfuvirtida	*Fuzeon*	ENF (T20)	Genentech

Nombre genérico	Nombre comercial	Abreviatura	Fabricante (de la versión de nombre comercial)
Antagonista del receptor CCR5			
Maraviroc	*Selzentry* (*Celsentri*†)	MVC	ViiV Healthcare
Inhibidores de la integrasa			
Dolutegravir	*Tivicay*	DTG	ViiV Healthcare
Bictegravir	No aprobado*	BIC	Gilead Sciences
Raltegravir	*Isentress*	RAL	Merck & Co.
Píldoras de combinación			
Abacavir/lamivudina	*Epzicom* (*Kivexa*†)	ABC/3TC	ViiV Healthcare
Tenofovir AF/emtricitabina	*Descovy*	TAF/FTC	Gilead Sciences
Tenofovir DF/emtricitabina	*Truvada*	TDF/FTC	Gilead Sciences
Zidovudina/lamivudina	*Combivir* o genérico	AZT/3TC	ViiV Healthcare
Regímenes de tableta única			
Abacavir/lamivudina/ dolutegravir	*Triumeq*	ABC/3TC/DTG	ViiV Healthcare
Abacavir/lamivudina/ zidovudina	*Trizivir*	AZT/3TC/ABC	ViiV Healthcare
Tenofovir AF/emtricitabina/ bictegravir	No aprobado*	TAF/FTC/BIC	Gilead Sciences
Tenofovir AF/emtricitabina/ elvitegravir/cobicistat	*Genvoya*	TAF/FTC/EVG/COBI	Gilead Sciences
Tenofovir AF/emtricitabina/ rilpivirina	*Odefsey*	TAF/FTC/RPV	Gilead Sciences
Tenofovir AF/emtricitabina/ darunavir/cobicistat	No aprobado*	TAF/FTC/DRV/COBI	Janssen Therapeutics
Tenofovir DF/emtricitabina/ efavirenz	*Atripla*	TDF/FTC/EFV	Bristol-Myers Squibb
Tenofovir DF/emtricitabina/ elvitegravir/cobicistat	*Stribild*	TDF/FTC/EVG/COBI	Gilead Sciences
Tenofovir DF/emtricitabina/ rilpivirina	*Complera* (*Eviplera*†)	TDF/FTC/RPV	Gilead Sciences
Farmacomejoradores ("refuerzos")			
Cobicistat	*Tybost*	COBI	Gilead Sciences

*Fármacos no aprobados por la FDA al 1 de diciembre de 2016
† Nombres comerciales/fabricantes en algunos países fuera de los Estados Unidos

COMIENZO DEL TRATAMIENTO

Inhibidores de la entrada

Fármacos que bloquean la entrada del virus en la célula CD4.

Acoplamiento

La primera etapa de la entrada, en la que el virus se combina con el receptor CD4. Los inhibidores del acoplamiento, bloquearían esta etapa, aunque ninguno de los mismos se encuentra aprobado en la actualidad.

gp120

La parte del envolvente (superficie exterior) del VIH que se combina con los receptores en la célula CD4, lo que permite la entrada del virus.

Envolvente

La superficie exterior del virus VIH.

Receptor CD4

Una proteína en la superficie de la célula CD4 a la que se acopla el virus antes de entrar en la misma.

aprobados, pero fostemsavir esta en desarrollándose. Además, el ibalizumab es un anticuerpo monoclonal en investigación que se une al receptor CD4, bloqueando la entrada viral.

b. Enlace de los correceptores a la gp120. Existen dos **correceptores** (o **quimiocinas**) sobre la superficie de la célula: CCR5 y CXCR4. El maraviroc (*Selzentry*) es un fármaco que bloquea el CCR5 (**antagonista del receptor CCR5**), y puede que se desarrollen otros. No tenemos ningún fármaco que bloquee el acoplamiento al CXCR4. Antes de utilizar un inhibidor del receptor CCR5, usted necesita una prueba de sangre especial, llamada un **ensayo de tropismo** para asegurarse de que tiene solamente **virus R5** (virus que ingresa a la célula utilizando solamente el correceptor CCR5). Si alguno de los virus que tiene, ingresan a través del CXCR4 (**X4** o **virus dual/mixto [D/M]**), los fármacos no lo van a suprimir.

c. La **fusión** (mezcla) del recubrimiento del virus con la superficie de la célula CD4, que le permite al material genético del virus (ARN) entrar a la célula. La enfuvirtida (T-20, *Fuzeon*) es un fármaco aprobado inyectable que ya raramente se utiliza.

2. **La transcriptación inversa** transforma el ARN viral en ADN. Se la llama "inversa" porque es el proceso inverso a una transcriptación normal, la cual transforma ADN en ARN. Este proceso requiere de la transcriptasa inversa (TI), una enzima (proteína) que ingresa a la célula desde el virus. Existen dos tipos de inhibidores de transcriptasa inversa:

a. Inhibidores de la transcriptasa inversa análogos de los nucleósidos (ITIN también llamados "**nukes**", en inglés) que imitan a los componentes básicos del ADN. Se insertan en la cadena en formación del ADN, pero como no son los nucleósidos correctos, "ensucian" el proceso, impidiendo que dicha cadena de ADN se forme.

b. **Los inhibidores de la transcriptasa inversa no análogos de los nucleósidos (ITINN)** detienen este mismo proceso, pero lo hacen enlazándose directamente a la enzima transcriptasa inversa, evitando así que realice su sucio trabajo.

3. **La integración** es la inserción del ADN recientemente creado en el ADN humano que se encuentra en el núcleo de la célula. Esta etapa requiere una enzima viral llamada **integrasa**. **Los inhibidores de la integrasa** impiden que la integrasa realice su trabajo.

4. Los inhibidores de la **proteasa** (IP), bloquean una etapa ulterior del ciclo de vida viral, en la cual las proteínas creadas a partir del ADN viral se escinden (se cortan) para crear los componentes básicos de las nuevas partículas virales.

5. Los inhibidores de maduración son algo parecidos a los inhibidores de la proteasa, pero impiden la escisión de las proteínas virales en una forma diferente. Existe un inhibidor de maduración en desarrollo.

Comentario de Mike:

Ya sea que entiendan esto o no (yo no lo entiendo, a excepción de algunas pocas palabras aquí y allá), lo bueno es que los medicamentos funcionan si uno los toma de la manera en que se supone que debe hacerlo.

30. ¿Cómo elegimos mi primer régimen junto con mi proveedor?

Responder una pregunta como esta en un libro es algo que resulta difícil, ya que puede que mi respuesta ya

---

COMIENZO DEL TRATAMIENTO

Correceptor (o quimiocinas)

Proteínas sobre la superficie de la célula CD4 y de otras células con las que se combina el virus luego de acoplarse al receptor CD4, pero antes de entrar a la célula. Existen dos correceptores: El CCR5 y el CXCR4.

Antagonista del receptor CCR5

Un fármaco que bloquea el CCR5.

Ensayo de tropismo

Una prueba de sangre que descubre si su virus entra a la célula CD4 utilizando el correceptor CCR5 (virus R5) o al correceptor CXCR4 (virus X4). Esta prueba es necesaria antes de tomar un inhibidor de CCR5, que solo debe utilizarse con los virus R5.

Virus R5

El HIV que entra a la célula CD4 utilizando al correceptor CCR5. Este tipo de virus debe tratarse con inhibidores del CCR5 (ver **correceptor**).

Virus X4 (o virus dual/mixto [D/M])

VIH que entra a la célula CD4 utilizando el correceptor CXCR4. El virus X4 no puede tratarse con inhibidores del correceptor CCR5.

Fusión

La etapa final de entrada, durante la cual la envoltura del virus se funde (se mezcla) con la membrana de la célula, permitiendo que el virus entre a la célula. Un inhibidor de la fusión impide este proceso.

Transcriptación inversa

La conversión de ARN viral en ADN, por medio de la transcriptasa inversa. (La transcriptación normal implica la conversión del ADN en ARN).

Inhibidores de la transcriptasa inversa análogos de los nucleósidos (o ITIN, o "nukes")

Una clase de fármacos antirretrovirales que impiden la transcriptación inversa del ARN viral en ADN, imitando a los nucleósidos, los componentes fundamentales del ADN.

sea obsoleta para el momento en que usted la lea. Las cosas cambian rápidamente a medida que se desarrollan nuevos fármacos y surgen nuevos datos. El anexo enumera una cantidad de recursos que pueden ayudarle a mantenerse actualizado, entre ellos mi propio blog interactivo.

En primer lugar, antes de elegir su régimen asegúrese de someterse a una prueba de resistencia inicial (pregunta 24). No querrá tomar un fármaco al que ya es resistente. Además de ser un desperdicio de tiempo y dinero, puede colocarlo en riesgo de desarrollar resistencia a los otros fármacos de su régimen.

Es necesario que su proveedor sepa algunas cosas sobre usted, para ayudarle a determinar cuál es el mejor régimen. ¿Qué otras afecciones médicas padece? ¿Qué medicamentos toma? ¿Se encuentran sus riñones y su hígado en buen estado? ¿Cómo es su rutina diaria? ¿Toma sus comidas en forma regular? ¿Puede llegar a saltearse dosis o dejar el tratamiento? Si es mujer, ¿existe la posibilidad de un embarazo?

También hay preguntas que usted necesita formularle a su proveedor, enfermero o farmacéutico, antes de comenzar. ¿Debo tomar mis medicamentos con o sin alimentos? ¿Importa el momento del día en el que los tome? ¿Cómo obtengo los nuevos surtidos? ¿Qué sucede si me atrasé en la toma de una dosis (pregunta 31)? Si me quedo sin un medicamento, ¿debo continuar tomando los otros? ¿Qué efectos secundarios debo esperar y qué sucede si padezco de determinados efectos secundarios (pregunta 32)? No comience el tratamiento hasta que todas sus preguntas tengan una respuesta.

La **tabla 4** enumera las ventajas y desventajas de los diferentes tipos de fármacos, píldoras de combinación y regímenes de tableta única. Todos los regímenes

Tabla 4 Ventajas y desventajas de los fármacos antirretrovirales y de los regímenes para tratamiento inicial

Fármaco/ Régimen	Formas y nombres comerciales	Ventajas	Desventajas
Todos los regímenes iniciales recomendados se componen de dos ITIN (el "backbone") más un tercer agente.			
Inhibidor de la transcriptasa inversa análogos de los nucleósidos "backbones" (a combinarse con un tercer agente)			
Abacavir/ lamivudina (ABC/3TC)	*Epzicom, Kivexa* (y parte de *Trizivir* y *Triumeq*)	• No presenta toxicidad renal • Disponible en un Régimen de una sola tableta (STR) con DTG, recomendado en los lineamientos (*Triumeq*)	• Debe realizarse previamente una prueba HLA B*5701 para evitar una reacción de sensibilidad ante el ABC • Menos efectivo que el TDF/FTC cuando se lo combina con EFV o ATV/r en personas con cargas virales superiores a 100.000 • Puede aumentar el riesgo de ataque cardíaco (controvertido)
Didanosina (ddI)	*Videx, Videx EC* o genérico	• Ninguno	• No recomendado
Estavudina (d4T)	*Zerit, Zerit XR,* o genérico	• Ninguno	• No recomendado
Tenofovir AF/ emtricitabina (TAF/FTC)	*Descovy* (y parte de *Genvoya* y *Odefsey*)	• Ventajas frente al tenofovir DF, con poca o ninguna toxicidad ósea o renal • Un ITIN backbone recomendado con la mayoría de los agentes terceros • 2 regímenes de tableta única disponibles: *Genvoya* y *Odefsey* • Ambos fármacos activos contra el virus de la hepatitis B	• Menos experiencia clínica que con el TDF/FTC • No posee las propiedades para disminuir lípidos del TDF/FTC • Será más caro que el TDF / FTC cuando se apruebe el TDF genérico.
Tenofovir DF/ emtricitabina (TDF/FTC)	*Truvada* (y parte de *Atripla, Complera,* y *Stribild*)	• 3 regímenes de tableta única (STR) disponibles: *Atripla, Complera,* y *Stribild* • Ambos fármacos son activos contra la hepatitis B Virus • Disminuye los niveles de lípidos	• Pueden ocasionar toxicidad renal (monitorear la creatinina y el análisis de orina) • Ocasiona más pérdida de densidad ósea que otros fármacos • Generalmente se prefiere el TAF/FTC al TDF/FTC

(continuación)

COMIENZO DEL TRATAMIENTO

Tabla 4 Ventajas y desventajas de los fármacos antirretrovirales y de los regímenes para tratamiento inicial (continuación)

Fármaco/ Régimen	Formas y nombres comerciales	Ventajas	Desventajas
AGENTES TERCEROS			
Inhibidores de la transcriptasa inversa no nucleósidos			
Zidovudina (ZDV, AZT)	*Retrovir* o genérico (y parte de *Combivir*, *Trizivir*)	• Seguro durante el embarazo	• No recomendado
Delavirdina (DLV)	*Rescriptor*	• Ninguno	• No recomendado
Efavirenz (EFV)	*Sustiva* (y parte de *Atripla*)	• Estudiados ampliamente • STR disponible (*Atripla*) • Permanece en la sangre por un largo tiempo: "perdonando" las dosis salteadas. • Ver las ventajas del TDF (para el *Atripla*)	• Puede ocasionar efectos secundarios neurológicos o psiquiátricos, especialmente durante las primeras semanas, aunque también pueden ocurrir efectos a largo plazo • Puede ocasionar sarpullido • La resistencia es común si falla el tratamiento • Puede ocasionar defectos de nacimiento si se lo administra a mujeres embarazadas cursando el primer trimestre • Menor aumento de CD4 que con otros terceros agentes (IP, ITCI) • No existe disponible una versión TAF • Ver las desventajas del TDF (para el *Atripla*)
Etravirina (ETR)	*Intelence*	• Bien tolerado • Puede ser menos propenso a resistencia que otros ITINN • Se puede disolver en agua	• No recomendado para tratamiento inicial por falta de datos

Fármaco/ Régimen	Formas y nombres comerciales	Ventajas	Desventajas
Nevirapina (NVP)	*Viramune, Viramune XR,* o genérico	• Bien tolerado • Forma genérica disponible	• No recomendado para el tratamiento inicial (lineamientos de los EE. UU.) • Puede ocasionar toxicidad hepática grave o sarpullido durante las primeras semanas, especialmente en mujeres con recuentos de CD4 anteriores al tratamiento mayores a 250 o en hombres con recuentos superiores a 400 • La resistencia es común si falla el tratamiento
Rilpivirina (RPV)	*Edurant* (y parte de *Complera, Eviplera, Odefsey*)	• STR disponibles (*Complera, Odefsey*) • Mejor tolerado que el *Sustiva, Atripla* (menos sarpullidos, efectos secundarios neurológicos y efectos sobre los lípidos)	• Debe tomarse con las comidas • No puede tomarse con inhibidores de la bomba de protones, fármacos para tratar el reflujo y úlceras • La resistencia es común si falla el tratamiento • La falla puede ocasionar resistencia cruzada al ETR • Clasificado como régimen alternativo en los lineamientos del DHHS para su utilización, solo si la carga viral es menor a 100.000 y el recuento de CD4 mayor a 200

AGENTES TERCEROS
Inhibidores de la proteasa (IP)

Atazanavir/ritonavir (ATV/r), atazanavir/ cobicistat (ATV/ cobi), o atazanavir (ATV)	*Reyataz/ Norvir, Evotaz* o *Reyataz*	• Los mejores IP si no hay posibilidad de utilizar refuerzos (los refuerzos son necesarios si se los toma con TDF) • Resistencia poco probable ante el fallo (cuando se refuerzan)	• Puede causar ictericia • Debe tomarse con alimentos • No debe tomarse con inhibidores de la bomba de protones (fármacos para tratar el reflujo y úlceras) • Más efectos secundarios GI que con el DRV • Puede ocasionar cálculos renales, cálculos biliares o toxicidad renal (poco común) • Ahora clasificado como un régimen alternativo

(continuación)

Tabla 4 Ventajas y desventajas de los fármacos antirretrovirales y de los regímenes para tratamiento inicial (continuación)

Fármaco/ Régimen	Formas y nombres comerciales	Ventajas	Desventajas
Darunavir/ ritonavir (DRV/r) o darunavir/ cobicistat (DRV/cobi)	*Prezista/ Norvir o Prezcobix*	• El IP mejor tolerado • Resistencia poco probable ante el fallo • Con el refuerzo de ritonavir, el único régimen basado en IP (lineamientos del DHHS)	• Debe tomarse con alimentos • Puede ocasionar sarpullido
Fosamprenavir (FPV)	*Lexiva*	• Puede administrarse sin refuerzo	• Ya no está recomendado para el tratamiento inicial
Indinavir (IDV)	*Crixivan*	• Ninguno	• No recomendado
Lopinavir/rito-navir (LPV/r)	*Kaletra, Aluvia*	• Ninguno	• Ya no está recomendado para el tratamiento inicial (lineamientos de los EE. UU.) • Más efectos secundarios GI que el ATV o el DRV • Afecta al colesterol y a los triglicéridos más que el ATV o el DRV
Nelfinavir (NFV)	*Viracept*	• Ninguno	• No recomendado
Ritonavir (RTV)	*Norvir*	• Utilizado solo como un refuerzo en dosis bajas para otros IP	• No debe utilizarse en dosis completa para tratar la infección por VIH
Saquinavir (SQV)	*Invirase*	• Ninguno	• No recomendado
Inhibidores de la integrasa			
Dolutegravir (DTG)	*Tivicay* o parte de *Triumeq*	• Pocos efectos secundarios • Pocas interacciones farmacológicas • Barrera más alta de resistencia que el RAL o el EVG; *probablemente* tan alta como las de los IP reforzados • Ver las ventajas del ABC (para el *Triumeq*) • *Triumeq* es el único STR que no contiene Tenovofir	• Ver las desventajas del ABC (para el *Triumeq*) • Ocasiona un aumento de la creatinina, dando la *apariencia* de disminución de la función renal. • Posibles efectos secundarios del sistema nervioso central, incluido el insomnio

Fármaco/ Régimen	Formas y nombres comerciales	Ventajas	Desventajas
Elvitegravir (EVG)	Parte de *Stribild*, *Genvoya*	• Ver ventajas del TAF y TDF • Parte de los STR • Mejor tolerado que el EFV o los IP	• Ver las desventajas del TAF y del TDF • Interacciones farmacológicas del COBI similares a las del RTV • Ocasiona un aumento de la creatinina, dando la *apariencia* de disminución de la función renal. Evitar si la función renal se encuentra disminuida.
Raltegravir (RAL)	*Isentress*	• Pocos efectos secundarios • Pocas interacciones farmacológicas • Régimen recomendado con *Truvada*, (lineamientos del DHHS)	• Dosis de dos veces al día (se encuentra en desarrollo una formulación de una vez al día)

recomendados como iniciales incluyen, o un inhibidor de la transcriptasa inversa no análogo de los nucleósidos (ITINN), un inhibidor de la proteasa (IP), o un inhibidor de la integrasa (que a veces se abrevia ITCI por "inhibidor de la transferencia de cadenas de la integrasa", ya que la abreviatura "II" puede resultar demasiado extraña). Estos agentes casi siempre se usan en combinación con dos inhibidores de la transcriptasa inversa análogos de los nucleósidos (ITIN), a los que a veces se los llama "nuke backbone, en inglés". Durante muchos años, los dos "backbones" recomendados eran el tenofovir/emtricitabina y el abacavir/lamivudina. Ahora existen dos formas de tenofovir: el fumarato de disoproxilo de tenofovir (TDF, por sus siglas en inglés) original y el más nuevo alafenamida de tenofovir (TAF, por sus siglas en inglés). A veces, el TDF puede ocasionar daño renal y/o pérdida de la densidad ósea, lo que no parece suceder con el TAF. Por esta razón, el TAF/emtricitabina (*Descovy*, y parte del *Genvoya* y

Inhibidores de la transcriptasa inversa no análogos de los nucleósidos (ITINN)

Una clase de fármacos antirretrovirales que impiden la transcriptación inversa del ARN viral en ADN, interfiriendo con la actividad de la transcriptasa inversa.

Integración

La inserción del ADN viral en el ADN humano dentro del núcleo de la célula.

Integrasa

Una enzima que permite la integración (inserción) del ADN viral en el ADN humano.

Inhibidor de la integrasa

Un fármaco anti-rretroviral que impide el proceso de integración.

Proteasa

Una enzima viral que corta las proteínas virales largas en proteínas más pequeñas, que se usan luego para crear nuevas partículas de virus. Un inhibidor de la proteasa (IP) es un fármaco antirretroviral que bloquea dicho proceso.

Adherencia (o cumplimiento)

El término que se utiliza para referirse a la conducta del paciente respecto a su seguimiento de las recomendaciones del tratamiento, entre ellas, tomar los medicamentos, asistir a las consultas médicas, etc.

del *Odefsey*) están comenzando a reemplazar al TDF/emtricitabina (*Truvada*, y parte del *Stribild*, *Complera* y *Atripla*). Existe una controversia respecto a si el abacavir aumenta el riesgo de padecer ataques cardíacos, lo cual representa un problema para las personas que ya presentan factores de riesgo cardíaco. Usted necesita una prueba **HLA B*5701** antes de comenzar cualquier régimen que contenga abacavir (*Ziagen*, *Epivir*, *Trizivir*, *Triumeq*), ya que puede ocasionar una reacción grave de hipersensibilidad en quienes la prueba resulte positiva. En las personas con cargas virales mayores a 100.000, el *Epzicom* resultó menos efectivo que el *Truvada* en combinación con algunos agentes terceros, pero lo dicho no se aplica cuando se lo combina con dolutegravir (generalmente en la forma de *Triumeq*).

En cuanto a los agentes terceros, comenzaré por los ITCI. Rápidamente se están convirtiendo en la forma predilecta de comenzar un tratamiento, basándose en su destacada seguridad y tolerabilidad en **ensayos clínicos**, con una efectividad que es, al menos, tan buena como la de los IP o ITINN y a veces, mejor. De hecho, cuatro de los cinco regímenes de inicio recomendados en los lineamientos para tratamientos del gobierno de los EE. UU. incluyen los ITCI. El raltegravir (*Isentress*) fue el primer ITCI, y aunque es un fármaco excelente, requiere una dosis de dos veces al día y no se encuentra disponible en un régimen de tableta única (STR, por sus siglas en inglés). Una forma con toma de una vez al día funciona bien, y debe ser aprobado pronto. El raltegravir casi no presenta interacciones con otros fármacos, una ventaja para personas que se encuentran tomando medicamentos interactuantes. El *Stribild* y el *Genvoya* son regímenes de tableta única (STR) que combinan elvitegravir (un ITCI), cobicistat (un fármaco que potencia los niveles del elvitegravir), y el "nuke backbone" de TDF/emtricitabina (*Stribild*) o TAF/emtricitabina (*Genvoya*). Son bien tolerados y efectivos, aunque el cobicistat presenta interacciones farmacológicas que son similares a las del ritonavir (*Norvir*) (pregunta 34). Como contiene TAF, el *Genvoya* está reemplazando rapidamente al *Stribild*. El cobicistat se encuentra disponible como un producto por separado (*Tybost*), aunque no se lo utiliza a menudo. El dolutegravir (*Tivicay*) es el ITCI más nuevo. Parece presentar una barrera más alta a la resistencia que los demás. Se lo puede prescribir con *Descovy* o *Truvada* o como un STR con ABC y 3TC (*Triumeq*). Presenta unas pocas interacciones más que el raltegravir, pero no muchas.

Entre los ITINN, el efavirenz (*Sustiva* y, en combinación con TDF/FTC como *Atripla*) ha sido, durante años, el ITINN favorito, a causa de su seguridad y efectividad a largo plazo, demostradas en muchos ensayos clínicos. Desafortunadamente, ocasiona efectos secundarios "neuropsiquiátricos" (mareos, sueños vívidos, pesadillas, pensamiento confuso y "niebla cerebral") durante los primeros días o semanas (pregunta 52). Algunos efectos secundarios pueden durar más, entre ellos, la depresión. Como resultado, se está volviendo menos popular, dados todos los otros regímenes que no requieren acostumbramiento. Además no habrá una versión del *Atripla* que contenga TAF, lo cual representa otra desventaja para esta combinación. La rilpivirina (*Edurant* y, en combinación con TAF/FTC como *Odefsey* y con TDF/FTC como *Complera* o *Eviplera*, dependiendo del país en el que viva) se tolera mucho mejor, pero debe tomarse con las comidas y no se la puede tomar junto con fármacos como inhibidores de la bomba de protones, que se utilizan para tratar la acidez, el reflujo y las úlceras. La nevirapina (*Viramune*) ya no es favorita, principalmente debido a que puede presentar efectos secundarios graves de manera temprana en personas que comienzan el tratamiento con recuentos altos de CD4. Ya no se recomienda la delavirdina (*Rescriptor*) y la etravirina (*Intelence*) generalmente no se utiliza para el tratamiento inicial.

COMIENZO DEL TRATAMIENTO

HLA B*5701

Una prueba de sangre que predice la probabilidad de una reacción de hipersensibilidad (HSR, por sus siglas en inglés) ante el abacavir. Si la prueba arroja un resultado positivo, usted no debe tomar abacavir. Si resulta negativa, es extremadamente poco probable que desarrolle HSR.

Ensayo clínico

Un estudio en el que se prueba un tratamiento para una afección médica en voluntarios humanos y que determina la seguridad y/o eficacia de dicho tratamiento. En el caso del VIH, puede incluir el estudio de fármacos aprobados o experimentales. Vea el glosario para mayor información.

Inhibidores de proteasa reforzados

Combinan un inhibidor de la proteasa (IP) con cobicistat o con una dosis baja de ritonavir (*Norvir*), otro IP que se usa solamente para aumentar los niveles del fármaco y prolongar la vida media de otros IP.

Hoy en día, los IP casi siempre se ven **reforzados**, ya sea con dosis bajas de ritonavir (*Norvir*), un IP que es demasiado tóxico para utilizar en dosis completas, o con cobicistat (*Tybost*, o incluidos en el *Genvoya*, el *Stribild*, el *Prezcobix* y el *Reyataz*). Estos farmacomejoradores o "refuerzos" aumentan los niveles de fármaco de los PI, aumentando su potencia y permitiéndole que los tome con menor frecuencia o con menos cantidad de píldoras. Una ventaja clara de los regímenes de PI reforzados es que virtualmente son a prueba de resistencia, convirtiéndolos en buenas elecciones para personas que no son buenas para tomar los medicamentos con constancia. (Esta ventaja solo es aplicable a los IP, pero no para el elvitegravir contenido en *Genoya* and *Stribid* reforzado con cobicistat). Sin embargo, el dolutegravir (*Tivcay* e, incluido en el *Triumeq*) puede presentar las mismas ventajas con menos efectos secundarios e interacciones farmacológicas. El IP favorito para el tratamiento inicial es el darunavir (*Prezista*), con atazanavir (*Reyataz*) que viene en segundo lugar, ya que no resultó tan bien tolerado en un estudio comparativo a gran escala. Ambos fármacos se encuentran disponibles con el cobicistat, como *Evotaz* y *Prezcobix*, por lo que ya no es necesario tomar dosis separadas de *Norvir*. No hay muchos motivos para seguir utilizando los IP más antiguos.

31. ¿Por qué es tan importante la adherencia?

Adherencia (o cumplimiento)

El término que se utiliza para referirse a la conducta del paciente respecto a su seguimiento de las recomendaciones del tratamiento, entre ellas, tomar los medicamentos, asistir a las consultas médicas, etc.

La adherencia (o **cumplimiento**) es la palabra que usamos para describir su capacidad de "apegarse" a las recomendaciones del tratamiento, entre ellas, tomar los medicamentos y asistir a las consultas clínicas. La adherencia es importante para cualquier tratamiento médico, pero es *especialmente* importante para la infección por VIH a causa del riesgo de desarrollar resistencia a los fármacos. Si usted no ha tenido adherencia con los medicamentos para su presión arterial, puede dañar su corazón, riñones o visión, pero los fármacos seguirán funcionando una vez que los comience a tomar adecuadamente. No importa cuán malo sea manteniendo su diabetes bajo control, la insulina seguirá funcionando cuando se la aplique. Por el contrario, el VIH es un organismo viviente cuya única razón de existir es replicarse (reproducirse a sí mismo). El TAR detiene esta replicación. Las dosis salteadas y las interrupciones en su tratamiento hacen que el nivel de fármacos en su cuerpo decaiga. Si decaen lo suficiente, el virus comienza a replicarse nuevamente. Cuando sucede, mutantes resistentes (partículas de virus que pueden replicarse ante la presencia de fármacos) adquieren una ventaja sobre las cepas sensibles al fármaco. Con el tiempo, pueden reemplazar al virus no resistente (tipo natural del virus) como la cepa viral dominante.

Haciendo una analogía de la que no se pueda olvidar, imagínese una lata llena de las criaturas que pueblan sus pesadillas: ratas, cucarachas, arañas o serpientes, usted elija. Si mantiene la tapa de la lata cerrada, las criaturas no pueden salir. Pero si deja la tapa entreabierta, escaparán las que sean más fuertes. Se juntarán con las otras criaturas fugitivas más fuertes, generando súper criaturas que no son deseables de tener por ahí. La adherencia al TAR es la tapa de la lata. ¡Manténgala herméticamente cerrada!

Los estudios demuestran que su capacidad para adherirse al tratamiento poco tiene que ver con su raza, género, nivel educativo o situación socioeconómica. Lo que *sí* influye sobre la adherencia son las enfermedades mentales (entre ellas, la depresión), el abuso de drogas o alcohol, problemas de memoria y un estilo de vida caótico. Si a usted le afectan algunos de estos problemas, resuélvalos antes de comenzar el tratamiento (**parte 13**). También hallo que mis pacientes son más propensos a cumplir con la adherencia si entienden la razón por la que se encuentran bajo tratamiento, por qué la adherencia es importante y si fueron partícipes en la decisión de comenzar el tratamiento. Finalmente, siempre ayuda tener lo que se llama "autoeficacia": la confianza que tiene en la capacidad de afectar su futuro, cumpliendo con acciones que toma en el presente.

Afortunadamente, la adherencia ahora es más fácil, porque los regímenes resultan mejor tolerados, por lo general se toman solo una vez al día y consisten típicamente de 1 o 2 píldoras. Los fármacos más nuevos tienen **vidas medias** más largas que los anteriores, lo que significa que permanecen un tiempo más largo en la sangre. Esto le brinda más "espacio para maniobrar" en cuanto al momento en el que toma sus dosis. Pero saltearse dosis o interrumpir el tratamiento sigue siendo algo riesgoso, especialmente con los ITINN y algunos ITCI, ya que solamente se necesita de una única mutación para adquirir una resistencia de alto nivel. Si a usted le preocupa su capacidad de adherirse al tratamiento, discútalo con su proveedor, enfermero o farmacéutico antes de comenzarlo. Muchas clínicas de VIH tienen programas que pueden ayudarle con la adherencia.

Estos son algunos consejos que le pueden ayudar a cumplir con la adherencia.

1. Obtenga en la farmacia un pastillero, de esos que tienen compartimientos para cada día y cada dosis. Coloque ahí sus píldoras todas las semanas, aun cuando solo esté tomando una píldora por día. Jamás tendrá que preguntarse si ha tomado sus píldoras o no; si siguen dentro del pastillero, no lo ha hecho.

2. Relacione sus dosis con otra cosa que haga *diariamente*: comer una comida, cepillarse los dientes o hacer café. Si toma una taza de café todas las mañanas, coloque sus píldoras al lado

---

Vida media

El tiempo que le toma a los niveles de un fármaco en sangre bajar hasta el 50% luego de la última dosis. Las drogas con vidas medias más largas permanecen más tiempo en la sangre y pueden tomarse con menos frecuencia.

de la cafetera para que pueda verlas cuando vaya a buscar su taza de café matutina.

3. Siempre verifique la provisión de medicamentos que tiene y ordene los surtidos con anticipación. No se quede sin píldoras los fines de semana o durante los feriados. Si utiliza una farmacia de pedido por correo, debe planificar esto inclusive con más anterioridad.

4. Hable con su proveedor o farmacéutico acerca de qué hacer si se olvida de tomar una dosis. Para la mayoría de los fármacos contra el VIH, está bien tomarlos apenas lo recuerde, o inclusive duplicar la dosis siguiente, pero no le sugeriría duplicar la dosis de efavirenz (*Sustiva, Atripla*) a causa de los efectos secundarios que pueda llegar a experimentar.

Los pacientes a los que les va mejor, son aquellos que son un poco obsesivos-compulsivos respecto de la toma de sus medicamentos. Cuando les pregunto "¿Cuántas dosis se salteó desde que lo vi por última vez? me miran como si les hubiera preguntado cuándo fue la última vez que mataron un grupo de focas bebés.

Comentario de Mike:

Me hablo a mí mismo con firmeza acerca de la importancia de tomar mis medicamentos según me los han indicado. Mi objetivo es jamás saltearme una dosis. NUNCA confío en mi humor al momento de tomar mi medicación. No existe una buena razón para saltearse una dosis y, además, el virus no atiende razones. Las herramientas que utilizo son un pastillero y un poco de buen, saludable y potenciador miedo. El miedo me recuerda por qué necesito tomar los medicamentos y el pastillero me dice si lo he hecho o no. Tomar cada dosis según me lo hayan indicado me brinda paz mental: estoy haciendo lo que debo hacer para ayudarme a mí mismo. Y lleva solamente uno o dos minutos al día. Ahora tomo mis medicamentos una vez al día (antes los tomaba tres veces al día) y también tomo medicamentos para el colesterol elevado, la osteoporosis y el herpes. He estado tomando medicamentos por más de 10 años ya, así que calculo que he tomado unas 10.000 dosis. Aunque nunca olvido que tengo que tomar los medicamentos, recordar cada dosis como un evento puntual es imposible. El pastillero es una herramienta a prueba de fallos.

32. ¿Qué sucede si sufro de efectos secundarios?

He estado utilizando dos términos: **efectos secundarios** y **toxicidad**, que no siempre son la misma cosa. Los efectos secundarios pueden hacer su vida incómoda, pero no siempre significan que los fármacos le están haciendo mal (por ejemplo, los efectos secundarios del efavirenz sobre el sistema nervioso, de los que se habla en la pregunta 52). Por otro lado, puede sentirse bien aun cuando esté tomando un fármaco que esté ocasionándole toxicidad (por ejemplo, alto colesterol de algunos IP, pregunta 43). Finalmente, usted puede presentar un efecto secundario que también implica toxicidad, tales como pies dolorosos ocasionados por el daño nervioso que provoca la estavudina (preguntas 45 y 52)

Ya que comenzará con al menos tres nuevos medicamentos de una vez, no es extraño que experimente efectos secundarios. Los efectos secundarios y las toxicidades de los fármacos específicos se discuten en la **parte 8**. Algunos efectos secundarios, tales como los provocados por el efavirenz sobre el sistema nervioso o las molestias estomacales provocadas por la zidovudina, son temporarios. Otros son crónicos pero manejables, tales como las heces blandas provocadas por los IP. Algunos pueden ser agudos y serios, como la **pancreatitis** provocada por la didanosina **reacciones de hipersensibilidad (HSR, por sus silgas en inglés)** provocadas por el abacavir o la nevirapina. Otros efectos secundarios pueden empeorar con el uso continuo (daño nervioso por la

Efectos secundarios

Efectos no deseados de un medicamento o tratamiento que son evidentes para la persona tratada (ver **Toxicidad**).

Toxicidad

Daño al cuerpo ocasionado por un fármaco u otra sustancia.

Pancreatitis

Inflamación del páncreas, que resulta en dolor abdominal, pérdida del apetito, náuseas y vómitos. Puede resultar fatal.

Reacciones de hipersensibilidad (HSR, por sus siglas en inglés)

Reacciones, a menudo de tipo alérgico, a un medicamento u otra sustancia.

estavudina) u ocasionar un riesgo de problemas a largo plazo (colesterol o azúcar en sangre altos por los IP, que aumentan los riesgos de enfermedad coronaria). Afortunadamente, *ninguno* de los fármacos que acabo de mencionar son fármacos recomendados que se utilicen comúnmente hoy en día. Los fármacos de ahora son mucho más fáciles de tolerar que los anteriores.

A veces, comenzar con el tratamiento es un proceso de prueba y error. Puede que usted termine con una combinación diferente de aquella con la que comenzó. Sustituir un fármaco por otro en razón de los efectos secundarios está bien y es mucho más seguro que dejar de tomarlos por completo y comenzar todo desde cero más adelante, lo que puede aumentar el riesgo de resistencia. Cuando comience con su primer régimen, es importante que sepa cómo ponerse en contacto con su proveedor si presenta efectos secundarios inesperados o que no pueda tolerar hasta su siguiente consulta.

Comentario de Mike:

Comencé a tomar mis medicamentos contra el VIH hace casi 20 años y puedo decirles que los efectos secundarios de los medicamentos nuevos que tomo ahora son nada de nada. Tampoco existen toxicidades asociadas a los mismos, al menos hasta ahora. Un amigo mío, que se suponía debía comenzar a tomar medicamentos, ordenó sus prescripciones y luego pospuso el comienzo varios meses, temiendo que iría a enfermarse. Cuando finalmente comenzó, admitió con vergüenza que no había padecido ningún efecto secundario en absoluto.

33. ¿Por qué se debe supervisar mi tratamiento?

Una vez que comience el TAR, es importante que se realice pruebas de laboratorio con frecuencia, generalmente todos los meses durante la etapa inicial. El propósito de

A veces, comenzar con el tratamiento es un proceso de prueba y error. Puede que usted termine con una combinación diferente de aquella con la que comenzó. Sustituir un fármaco por otro en razón de los efectos secundarios está bien.

este monitoreo es asegurarse de que está respondiendo a los medicamentos en forma adecuada y de que no está desarrollando toxicidad.

La mejor medida de respuesta al tratamiento es su carga viral. Debería disminuir al menos diez veces durante el primer mes, lo que significa que si comenzó con 100.000, debería estar muy por debajo de los 10.000. Su carga viral debe continuar entonces cayendo hasta volverse indetectable (menos de 20), generalmente dentro de los 4 a 6 meses. Los inhibidores de la integrasa disminuirán la carga viral mucho más rápido, a menudo dentro de los 1 a 2 meses. Esto no necesariamente los hace mejores, pero igualmente resulta muy gratificante. Yo verifico generalmente la carga viral cada 4 a 6 semanas, hasta que se vuelva indetectable y luego, cada 3 a 4 meses. En pacientes que presentan una carga viral indetectable durante muchos años, a menudo cambio a un régimen de pruebas cada 6 meses.

El recuento de CD4 también aumentará con el tratamiento, pero la cantidad de este aumento es imposible de predecir. Comenzar con un recuento bajo de CD4, con una carga viral inicial baja, cuando se padece de hepatitis C o se tiene una edad avanzada, son factores que pueden hacer que la respuesta de los CD4 al tratamiento no sea tan buena. En el pasado, ordenábamos siempre un recuento de CD4 cada vez que verificábamos la carga viral, pero esto ya no se recomienda porque la carga viral es muchísimo más importante. Una vez que su carga viral se haya vuelto indetectable y su recuento de CD4 sea alto y estable, esta prueba se transforma en opcional.

Con las pruebas de sangre estándar buscamos toxicidad causada por los fármacos. El hemograma completo (CSC) mide los recuentos de glóbulos blancos y rojos y el recuento de plaquetas. El único medicamento antirretroviral que puede llegar a afectar estos recuentos es la zidovudina (AZT), que puede ocasionar **anemia** (recuento de glóbulos rojos bajo). Un panel químico integral incluye mediciones de la función renal, salud hepática y azúcar en sangre. Se debe ordenar un análisis de orina dos veces al año si se encuentra tomando un régimen que incluye tenofovir DF (*Viread, Truvada, Complera, Atripla,* y *Stribild*). Se debe obtener un panel de lípidos y azúcar en sangre en ayunas, al menos una vez al año, especialmente si está tomando medicamentos que presentan efectos secundarios metabólicos.

34. ¿Puede que mis fármacos contra el VIH interactúen con otros medicamentos?

Seguramente que sí, razón por la que siempre debe llevar una lista de todos los medicamentos que está tomando y presentarles dicha lista a todos los otros proveedores que lo estén atendiendo. Los IP, el cobicistat y los antagonistas del receptor CCR5 son probablemente los fármacos que más interactúen con otros medicamentos y también entre sí. Existen pocas interacciones con los ITIN, los inhibidores de la fusión, el raltegravir y el dolutegravir. Sería imposible enumerar aquí todas las interacciones entre fármacos, pero repasaré algunas que son especialmente comunes e importantes:

- *Estatinas:* Los niveles de las **estatinas** (fármacos que disminuyen el colesterol) pueden verse aumentados por el ritonavir (*Norvir*) y el cobicistat (*Tybost, Prezcobix, Evotaz*), ocasionando destrucción muscular y falla renal. Algunos, como la simvastatina (*Zocor*) y la lovastatina (*Mevacor*), *jamás* deben utilizarse junto a IP o cobicistat. Otros, como la atorvastatina (*Lipitor*), la pravastatina (*Pravachol*), y la rosuvastatina (*Crestor*), se pueden usar generalmente en dosis bajas, aunque debe

COMIENZO DEL TRATAMIENTO

Anemia

Una deficiencia de los glóbulos rojos, que generalmente se diagnostica por un recuento de hemoglobina o hematocrito bajos.

Lleve una lista de todos los medicamentos que está tomando y presénteles dicha lista a todos los otros proveedores que lo estén atendiendo.

Estatinas

El nombre común de inhibidores de la HMG-COA reductasa, fármacos que reducen el colesterol.

evitarse la pravastatina, una estatina más débil, con el darunavir (*Prezista, Prezcobix*). Un agente más nuevo, la pitavastatina (*Livalo*), no presenta interacciones importantes.

- *Píldoras para el control de la natalidad* Los IP y el cobicistat pueden disminuir los niveles de sus fármacos, haciéndolas menos efectivas, por lo que puede necesitar utilizar otro método de control de la natalidad si se encuentra tomando alguno de los fármacos mencionados.

Rifampicina

La rifampicina es un fármaco utilizado para tratar la TB y algunas otras infecciones bacterianas.

- *Rifampicina. La* **rifampicina** es un fármaco utilizado para tratar la TB y algunas infecciones bacterianas. Afecta los niveles de la mayoría de los IP e ITINN. No se la debe tomar con TAF (*Descovy, Genvoya, Odefsey*) o con ningún IP ni ITINN, excepto el efavirenz. Si se encuentra usando nevirapina o IP, se puede utilizar la rifabutina como alternativa.

- *Esteroides en aerosol.* Los IP y el cobicistat pueden aumentar los niveles de esteroides con fluticasona, un ingrediente común de los aerosoles o inhaladores nasales (*Flonase, Advair, Flovent*). De ser posible, utilice alternativas. Esta interacción también es un problema con los esteroides que se inyectan en las articulaciones para el tratamiento del dolor.

- *Narcóticos* Los ITINN y los IP disminuyen los niveles de metadona, lo cual puede ocasionar síndromes de abstinencia. Pueden aumentar los niveles de fentanilo, ocasionando una sobredosis.

- *Inhibidores de la bomba de protones* (PPI, por sus siglas en inglés)*. Estos fármacos, utilizados para tratar el reflujo ácido y úlceras, por lo general no

---

* PPI: Omeprazol (*Prilosec*), esomeprazol (*Nexium*), pantoprazol (*Protonix*), lansoprazol (*Prevacid*), y rabeprazol (*Aciphex*).

† Bloqueadores H2: Ranitidina (*Zantac*), cimetidina (*Tagamet*), y famotidina (*Pepcid*).

‡ Bloqueadores del canal de calcio: Nifedipina (*Adalat, Procardia*), verapamilo (*Calan*), y diltiazem (*Cardizem, Tiazac,* y otros).

deben usarse con atazanavir (*Reyataz, Evotaz*) o rilpivirina (*Edurant, Complera, Eviplera, Odefsey*), ya que los mismos pueden disminuir la absorción de los fármacos contra el VIH, con lo cual estaría recibiendo una dosis menor de la que necesita. Si debe tomar un PPI con alguno de estos fármacos, debe hacerlo en las dosis más bajas y con una separación cuidadosa entre cada dosis. Otros fármacos que disminuyen el ácido estomacal, tales como los antiácidos y los bloqueadores H2,[†] también requieren la separación entre las dosis.

- *Bloqueadores de los canales de calcio.*[‡] Los IP y el cobicistat pueden aumentar los niveles de estos fármacos, utilizados para tratar la tensión arterial alta, lo que puede aumentar el riesgo de los efectos secundarios.

- *Medicamentos anticonvulsivos* Es importante verificar los niveles del fármaco de una cantidad de medicamentos anticonvulsivos si está bajo TAR, para asegurarse de que está obteniendo la dosis adecuada. Algunos anticonvulsivos pueden disminuir los niveles de algunos fármacos contra el VIH. *El* Levetiracetam (*Keppra*) resulta una buena elección si necesita medicamentos anticonvulsivos, ya que no interactúa con los fármacos contra el VIH.

- *Tratamientos alternativos* No olvide que muchos tratamientos de **medicina complementaria** y de **medicina alternativa**, como los suplementos herbales, son *fármacos* desde el punto de visa del cuerpo humano y pueden interactuar con los medicamentos prescritos (preguntas 41 y 91).

Esta lista *no* es una lista completa. Cuando se encuentre ante la duda, pregúntele a su proveedor o farmacéutico.

Medicina complementaria

La utilización de un tratamiento médico no convencional, además del tratamiento estándar.

Medicina alternativa

La utilización de un tratamiento médico no convencional en lugar del tratamiento estándar.

PARTE SIETE

Permanecer en tratamiento

¿Cuánto durará el tratamiento?

¿Puede dejarse en algún momento el tratamiento?

¿Cómo sé si mi tratamiento deja de funcionar?

Más ...

35. ¿Cuánto durará el tratamiento?

Si usted se encuentra bajo un tratamiento bien elegido y no se está salteando las dosis, su primer régimen puede durar tanto como dure usted mismo, o hasta que aparezca algún régimen mejor. En los malos y viejos días, comenzábamos el tratamiento con zidovudina (AZT), observábamos un aumento en el recuento de CD4 que podía llegar a durar un año o dos, si teníamos suerte, pero luego las cosas comenzaban a empeorar. Intentábamos con otro ITIN, o una combinación de dos ITIN y su beneficio duraba aún menos. Como no éramos capaces de suprimir la carga viral por completo con los ITIN, la resistencia comenzaba a evolucionar a partir del momento en que se comenzaban a utilizar. El resultado inevitable del tratamiento era la resistencia al fármaco que se estaba tomando y una **resistencia cruzada** con otros fármacos de la misma clase.

Resistencia cruzada

Resistencia a un fármaco que resulta en una resistencia a otros fármacos, generalmente de la misma clase.

En teoría, es posible que los beneficios de un régimen único de TAR resulten permanentes, siempre y cuando usted continúe tomándolo con constancia.

Las cosas cambiaron por completo hacia mediados de los 90, cuando aparecieron los IP, los ITINN y el concepto de tratamiento combinado, no solo porque comenzábamos a utilizar tres fármacos, sino porque pasamos de simplemente poder lograr una baja en la replicación viral, a detenerla por completo. Ahora que ya podemos evitar que el virus se replique, podemos evitar que ocurran mutaciones y prevenir la resistencia. En teoría, es posible que los beneficios de un régimen único de TAR resulten permanentes, siempre y cuando usted continúe tomándolos con constancia.

Algunos investigadores creen que el virus se replica a niveles muy bajos, aun cuando la carga viral es indetectable. Si están en lo correcto, entonces, en algún momento puede surgir una resistencia, aunque esto pueda llevar décadas. Otros creen que no se produce ninguna replicación y apuntan a estudios que demuestran que el virus en pacientes con una alta adherencia luego de muchos años de permanecer en TAR, es idéntico al que tenían al comenzar, sin que haya ocurrido evolución o resistencia.

Mis pacientes no presentan fallos en sus tratamientos, a no ser que haya algún motivo para ello. Aquellos que presentan fallos, casi siempre no tienen una buena adherencia. Cuando sucede el fallo, tenemos muchas otras buenas opciones de tratamiento. Tengo confianza en el hecho de que, si se toma correctamente, el TAR puede durar de por vida.

36. ¿Puede dejarse en algún momento el tratamiento?

Se puede, pero siempre resulta una mala idea. Se debe suponer que una vez que se comienza con el TAR, seguirá con él por un largo tiempo. Solíamos oír mucho acerca de la **interrupción del tratamiento** (**vacaciones de los remedios** o de **interrupciones estructuradas del tratamiento**). Muchos pacientes se encontraban cansados de los efectos secundarios y deseaban un descanso. Los investigadores pensaban que las interrupciones estructuradas del tratamiento podían permitirle a las personas recuperarse de la toxicidad de los fármacos sin ningún riesgo, siempre y cuando el recuento de CD4 permaneciera en niveles seguros.

Este enfoque resultó estar muy equivocado. Un gran ensayo clínico que comparaba tratamientos intermitentes con tratamientos continuos debió abandonarse muy tempranamente, ya que era más probable que las personas que interrumpían su tratamiento murieran o presentaran complicaciones graves comparadas con las que continuaban con el tratamiento, aun si mantenían sus recuentos de CD4 por encima de 250. En resumen, el concepto de la interrupción del tratamiento como estrategia deliberada, rápidamente resultó ser un fracaso.

PERMANECER EN TRATAMIENTO

Se debe suponer que una vez que se comienza con el TAR, seguirá con él por un largo tiempo.

Interrupción del tratamiento

Dejar el tratamiento antirretroviral. Ya no está de moda.

Vacaciones de remedios

Un viejo término para la interrupción del tratamiento, generalmente cuando la decisión la tomaba el propio paciente.

Interrupción estructurada del tratamiento

Un viejo término para la interrupción del tratamiento, aprobada por el prestador.

Esto no significa que usted no pueda detener el tratamiento si realmente necesita hacerlo. A veces debemos detener el tratamiento en personas que desarrollan efectos secundarios graves o que se encuentran demasiado enfermas como para tomar medicamentos, aunque estos son casos excepcionales. Afortunadamente, ahora que el TAR ha mejorado, permanecer en tratamiento es mucho más fácil de lo que solía ser. Tenga en cuenta que detener regímenes que contienen ITINN puede resultar particularmente riesgoso. La larga vida media de fármacos como el efavirenz, la rilpivirina y la nevirapina implica que dichos fármacos permanecen en el cuerpo durante un largo tiempo (a veces semanas desde la última dosis) y mucho después de que los otros fármacos del régimen ya han desaparecido. Esto resulta un problema, ya que los deja vulnerables a la resistencia y, generar la resistencia a estos fármacos necesita solamente de una única mutación. Si alguna vez usted debe dejar de tomar un régimen basado en ITINN, hable con su prestador acerca de las maneras más seguras de hacerlo.

37. ¿Cómo sé si mi tratamiento deja de funcionar?

Usted no puede darse cuenta si el tratamiento está funcionando basándose en cómo se siente o en cuál es su recuento de CD4. La *única* manera de saberlo es medir la carga viral, que siempre resulta el mejor indicador del éxito o fallo del tratamiento (pregunta 23). Su carga viral debería volverse indetectable dentro de los 4 a 6 meses luego de comenzado el tratamiento. Si su carga viral no disminuye en la forma en que debiera o si se vuelve detectable luego de haber estado indetectable, esto *puede* ser un signo de fallo del tratamiento.

Ninguna prueba de laboratorio es perfecta. Una carga viral puede ser detectable en personas que no presentan fallos, a menudo solamente porque las pruebas de laboratorio no son 100 por ciento precisas. Si se encuentra tomando sus medicamentos con constancia y tiene una carga viral indetectable pero baja, no entre en pánico. Probablemente se trate de un "desajuste", una carga viral única detectable que generalmente no significa nada (pregunta 23). La única manera de diferenciar un desajuste de un fallo temprano, es repetir la prueba de carga viral. Si vuelve a niveles indetectables, entonces lo que sucedió fue un desajuste y debería olvidarse del asunto. Generalmente, solamente nos preocupamos si la carga viral resulta por encima de 200 en repetidas oportunidades.

Si la carga viral permanece detectable o aumenta, puede que haya un problema. Este problema debe tomarse muy en serio, aun cuando todo lo demás esté saliendo muy bien, ya que puede significar que usted está desarrollando una resistencia. Podemos medir la resistencia cuando la carga viral está por encima de los 500 a 1000. La nueva prueba *GenoSure Archive* puede medir la resistencia cuando la carga viral es baja o indetectable (pregunta 24).

El recuento de CD4 es una prueba muy pobre sobre el fallo del tratamiento (pregunta 22). Si su carga viral es indetectable, pero la respuesta de sus CD4 es decepcionante, cambiar de medicamentos no representará ninguna diferencia. El mejor enfoque es mantener su carga viral indetectable y dejar que el recuento de CD4 haga lo que tenga que hacer. Para una persona con una carga viral indetectable, no se conoce ninguna forma de aumentar el recuento de CD4 de una manera en que este aumento represente una diferencia clínica significativa.

Los estudios demues-tran que las personas que toman sus medicamentos con constancia, raramente desarrollan resistencia. La mejor manera de lidiar con la resistencia es no dejar que esta suceda, en primer lugar.

38. ¿Qué sucede si mi virus se vuelve resistente a los medicamentos?

La resistencia puede ser el *resultado* de un fallo del trata-miento (cuando no está tomando sus medicamentos de manera apropiada) o puede ser la *causa* del fallo (cuando usted ya había desarrollado resistencia antes de comen-zar). La resistencia puede suceder en cualquier momento en el que el virus sea capaz de replicarse, a pesar del uso de medicamentos antirretrovirales. Afortunadamente, la resistencia ya no es más el resultado inevitable del TAR, como lo era en los malos viejos tiempos. Los estudios demuestran que las personas que toman sus medicamen-tos con constancia, raramente desarrollan resistencia.

La mejor manera de lidiar con la resistencia es no dejar que esta suceda. Si está por comenzar a someterse al tratamiento por primera vez, hágase una prueba de resis-tencia para asegurarse de que su virus es susceptible al régimen. Una vez que comience, tome todas las dosis y mantenga su carga viral suprimida. Si sigue estas dos reglas, probablemente nunca tenga que leer el resto de esta respuesta.

Pero, para parafrasear una máxima muy a menudo repe-tida "la resistencia sucede". Cuando es así, tengo dos reglas más para usted: (1) Actúe con rapidez. Continuar con un régimen que falla, permite que ocurran más mutaciones y se genere resistencia. (2) Obtenga datos. Las pruebas de resistencia le dicen a qué fármacos es resistente su virus y cuáles de ellos seguirán funcionando.

Ahora tenemos muchos fármacos de diferentes clases y con diferentes perfiles de resistencia. Si desarrolla resis-tencia con su primera combinación, aún seguirá teniendo muchas opciones buenas. Pero puede que estas opciones no sean tan fáciles de tolerar al principio, así que ¡haga que la primera le dure!

39. ¿Se están desarrollando nuevos fármacos?

Desde la aprobación de la zidovudina (AZT, *Retrovir*) en 1987, ha habido un aumento sostenido en la cantidad de nuevos agentes antirretrovirales. Los primeros fármacos eran ITIN. Otras dos clases, los IP y los ITINN aparecieron a mediados de los 90. Luego apareció la enfuvirtida (T20, *Fuzeon*), un inhibidor de la fusión y el primer inhibidor de entrada. El 2007 fue un año revolucionario por la introducción del maraviroc (*Selzentry*), el primer antagonista del receptor CCR5; el raltegravir (*Isentress*), el primer inhibidor de la transferencia de cadenas de la integrasa (ITCI) y la etravirina (*Intelence*), un ITINN de "segunda generación" (pregunta 29). Siguieron nuevos avances: En 2011 se presenció la aprobación de la rilpivirina (*Edurant*), un nuevo ITINN, así como también del *Complera*, un régimen de tableta única que contiene rilpivirina, tenofovir y emtricitabina. En 2012 se aprobó el *Stribild*, , primer régimen de tableta única que contenía ITCI; en el año siguiente se aprobó el dolutegravir (*Tivicay*), seguido en 2014 por el *Triumeq,* otro régimen de tableta única que contenía ITCI. Hacia finales de 2015 y principios de 2016, presenciamos la aprobación de varias combinaciones que contenían TAF (*Genvoya, Odefsey, Descovy*), una mejora ulterior de las antiguas versiones que contenían TDF (*Stribild, Complera, Truvada*). Existen otros inhibidores de entrada, ITIN, ITINN e ITCI que están siendo desarrollados.

Los costos de ingresar un nuevo fármaco al mercado son enormes. Para que un fármaco llegue a esas instancias, su existencia debe tener una razón de ser. Los nuevos fármacos tienden a caer dentro de una o dos categorías: O bien funcionan cuando otros no lo hacen a causa de un mecanismo de acción o perfil de resistencia únicos, o son más convenientes o menos tóxicos que los fármacos existentes. Además, los estudios clínicos deben demostrar que el fármaco se absorbe bien, logra los niveles de fármaco adecuados, suprimen la carga viral y son activos y seguros. Muchas cosas pueden salir mal durante todo este proceso y no todos los fármacos candidatos llegan al final del mismo.

En algún punto del futuro cercano, las farmacéuticas pueden llegar a decidir que los tratamientos actuales para la infección por VIH son lo suficientemente buenos, que la competencia es demasiado dura y que ya no tienen un incentivo financiero para desarrollar agentes nuevos. Esto no ha sucedido aún, pero el ritmo del desarrollo de fármacos ha disminuido, especialmente de los que se utilizan para tratar virus resistentes, ya que son pocas las personas con virus difíciles de tratar. No dé por sentado que siempre habrá nuevos fármacos para rescatarlo si varios regímenes no le funcionan. Haga que su régimen actual dure, tomándolo según se le haya indicado.

40. ¿Qué sucede si decido no tomar medicamentos?

Virtualmente, todas las personas VIH positivas necesitan tratamiento. A veces escucho decir a ciertas personas que quieren luchar con el VIH de "forma natural" en vez de tomar "químicos tóxicos". Dichas personas son demasiado jóvenes como para recordar la devastación que ocasionó el SIDA durante los años malos y no son conscientes de la devastación que continúa ocasionando en partes del mundo que no pueden costear tratamientos efectivos. Se olvidan de que "natural" no necesariamente implica saludable. Después de todo, el VIH es completamente "natural" y está matando a millones. Por el contrario, esos "químicos tóxicos" que a los doctores tanto nos gusta repartir en bandeja, han salvado innumerables vidas y representan uno de los grandes milagros médicos del siglo XX.

Aunque casi todas las personas que padecen infección por VIH se beneficiarán con el TAR, no todo el mundo *necesita* someterse al tratamiento de inmediato. La pregunta 28 discute cuándo un tratamiento es urgente y cuándo no lo es. Las personas con recuentos de CD4 altos y cargas virales bajas eligen permanecer bajo vigilancia sin tomar medicamentos, pero, para mí, resulta raro pensar por qué alguien quisiera vivir con un virus tóxico, infeccioso y que se replica y ocasiona inflamación crónica y activación inmunitaria con posibles consecuencias desfavorables, además de colocar a las parejas sexuales en riesgo, cuando la alternativa es tomar una o dos pastillas al día. Los controladores de elite (personas con cargas virales indetectables que tienen recuentos de CD4 estables sin someterse al TAR) son las únicas personas que pueden que no se beneficien del tratamiento (aunque inclusive *este* es un concepto controvertido). Pero los controladores de elite conforman una minúscula fracción de las personas VIH positivas y son lo que son a causa de su propia configuración genética y no a causa de su estilo de vida, dieta, suplementos herbales, régimen de medicamentos o cualquier cosa sobre la cual tengan control.

Nos encontramos en la cuarta década de la epidemia del SIDA y sabemos más de lo que necesitamos saber acerca de las lentas y dolorosas muertes que resultan de una infección por VIH que no se trata. En los años 80 y 90, tuve muchos pacientes que meditaban, tomaban suplementos herbales, seguían dietas saludables, se atendían con sanadores, visualizaban a sus virus desaparecer mientras sostenían cristales en sus manos y, ¿adivinen qué les pasó? Igualmente murieron. ¿Por qué volver a los 80 cuando ya vivimos en el siglo XXI? Aproveche lo que la ciencia médica tiene para ofrecerle ¡y salve su vida!

Medicina complementaria y alternativa (MCA)

Productos médicos o tratamientos que no son convencionales para la atención (ver **Medicina alternativa y Medicina complementaria**).

Institutos Nacionales de la Salud (NIH, por sus siglas en inglés)

Una secretaría del gobierno federal (dependiente del Departamento de Salud y Servicios Humanos de los Estados Unidos) responsable de realizar y financiar investigaciones médicas.

Hasta ahora, no ha habido tratamientos alternativos para la infección por VIH que se hayan acercado a igualar los beneficios del TAR.

41. ¿Debo someterme a tratamientos complementarios o alternativos?

Medicina complementaria y alternativa (MCA) es el término que se utiliza para describir tratamientos no convencionales. Medicina complementaria es la utilización de tratamientos no convencionales *además* del tratamiento convencional. Medicina alternativa es la utilización de tratamientos no convencionales *en lugar de* tratamientos convencionales. Uno de los problemas con los tratamientos no convencionales, es que generalmente no hay suficiente evidencia para convertirlos en convencionales. Esto no quiere decir que no funcionen. Los tratamientos naturales pueden *volverse* convencionales. Existen también ejemplos de sustancias naturales que son muy malas para su salud. (¡Sócrates no tomaba cicuta para su salud!)

Hay estudios sobre la seguridad y los beneficios de la MCA que *están* llevándose a cabo. De hecho, el Centro Nacional de Medicina Complementaria y Alternativa, parte de los **Institutos Nacionales de la Salud (NIH, por sus siglas en inglés)**, ahora están subsidiando este tipo de investigaciones. En algunos casos, las investigaciones respaldan las afirmaciones que se hacen sobre estas sustancias; en otros, no. Hasta ahora, no han habido tratamientos alternativos para la infección por VIH que se hayan acercado a igualar los beneficios del TAR.

Otro problema de la MCA es que, a menudo, implica tomar sustancias que pueden interactuar con los fármacos del TAR. Aquellos que tienen la idea de que las hierbas son sustancias naturales adorables y benignas, no les gusta que se las llamen "fármacos", pero aceptémoslo, si no lo fueran, no habría razón para tomarlas. Los medicamentos antirretrovirales interactúan con muchos otros fármacos y ahora sabemos que pueden también interactuar con medicamentos herbales. El mejor ejemplo estudiado es el de la hierba de San Juan, que disminuye los niveles de IP, con lo que le permite al virus replicarse y desarrollar resistencia. Desafortunadamente, solo se han evaluado las interacciones de unos pocos tratamientos de MCA con fármacos contra el VIH.

Cuando saco a relucir la falta de investigación, mis pacientes y amigos que apoyan a la MCA me dicen que no se realizan dichas evaluaciones porque las grandes y malvadas empresas farmacéuticas no obtienen ganancias por ello. Pero, la realidad es que la industria de suplementos está generando una *fortuna*. Posee amigos influyentes dentro del Congreso, que combaten todos los intentos de regulación. Si no están estudiando la seguridad o la eficacia de sus productos, es porque ya les está yendo muy bien como están, sin necesidad ningún tipo de datos.

Mi consejo: Siga la evidencia. No sea como ese paciente mío que se mostraba escéptico respecto de cualquier tratamiento que yo le sugería, pero que tomaba cualquier cosa que aquel tipo que ni siquiera había completado sus estudios secundarios le vendía en la tienda de alimentos naturales local. Muéstrese escéptico respecto de *todo*. Ya sea que esté pensando en tomar un fármaco prescrito o una hierba, pregunte primero: "¿Qué evidencia hay que diga que esto me va a ayudar y no a perjudicar?" Y cuando usted busque dicha evidencia, no sea como los actuales detractores de vacunas, negadores del VIH y "científicos creacionistas", que definen el término "búsqueda" como una búsqueda en Google de opiniones que coincidan con las que ya tienen. Haga uso de fuentes confiables, como AIDS.gov, AIDSinfo.nih.gov, el sitio web de los Centers for Disease Control and Prevention, y *por supuesto* mi propio blog (www.hivforum.tumblr.com). Algunos de los mejores recursos se incluyen en el anexo que se encuentra al final de este libro, para que usted pueda utilizarlos como punto de partida.

Tratamiento basado en la inmunidad

Tratamiento para la infección por VIH, diseñado para afectar al sistema inmunitario y su respuesta ante el virus, al contrario del tratamiento antirretroviral estándar, que elimina al virus mismo.

El tratamiento basado en la inmunidad es un tratamiento diseñado para restaurar el sistema inmunitario o mejorar su capacidad de luchar contra la infección por VIH.

Latencia

La capacidad del VIH de persistir dentro de células humanas durante toda la vida de un individuo infectado, al insertar su ADN en las células reservorio de vida media larga.

42. ¿Qué es el tratamiento basado en la inmunidad?

El tratamiento basado en la inmunidad es un tratamiento diseñado para restaurar el sistema inmunitario o mejorar su capacidad de luchar contra la infección por VIH. Está claro que nunca vamos a curar la infección por VIH solamente manteniendo la carga viral indetectable con el TAR. El virus inserta su ADN en las células humanas, donde permanece para siempre esperando a que el tratamiento se detenga, para crear nuevas partículas de virus. Los fármacos que tenemos funcionan *únicamente* sobre los virus que se replican; no ejercen ninguna actividad contra el ADN viral que se esconde en las células CD4 durmientes.

En teoría, podríamos curar la infección por VIH si pudiésemos activar todas las células CD4 durmientes y despertar a los virus dormidos utilizando "agentes de reversión de la **latencia**," lo que le permitiría al TAR cumplir con su función contra los virus activados. Este enfoque presenta dos problemas. En primer lugar, a menos que se activen *todas* las células CD4 durmientes del cuerpo, usted seguirá teniendo virus latentes y no se encontrará más cerca de una cura de lo que se encontraba antes. En segundo lugar, las células CD4 durmientes no son los únicos reservorios para el VIH latente y, algunos de los tratamientos propuestos, pueden activar solamente a las células CD4.

Otro enfoque basado en la inmunidad es la vacunación terapéutica. Aquí, la idea no es erradicar el VIH, sino estimular el sistema inmunitario para que luche mejor contra el mismo. Una **vacuna terapéutica** exitosa, podría retrasar la necesidad de utilizar el TAR y convertir a más personas en controladores de elite. Existen vacunas que se están estudiando, pero este enfoque aún continúa siendo experimental y probablemente no se lo ponga en práctica en el futuro cercano.

El tratamiento basado en la inmunidad está claramente retrasado respecto del tratamiento antiviral, pero no significa que no haya futuro en él. Quizás les tenga mejores noticias en la próxima edición de este libro (Lo sé, lo sé …Lo mismo les dije en las dos últimas ediciones).

Vacuna terapéutica

Una vacuna que se aplica para tratar una enfermedad existente, que estimula el sistema inmunitario para que pueda combatirla.

PARTE OCHO

Efectos secundarios y toxicidad

¿Cuáles son los efectos secundarios de los inhibidores de la proteasa?

¿Qué puedo hacer respecto a los cambios en mi forma corporal?

¿Cómo puedo proteger mi hígado?

Más.

Gastrointestinal

Relacionados con el tracto digestivo: esófago, estómago, intestino delgado, colon y recto.

Colesterol

Una sustancia que se encuentra en los tejidos del organismo y en la sangre. El colesterol se ingiere (con la carne y productos animales) y también lo fabrica el cuerpo. Los niveles de colesterol se miden con pruebas de sangre.

Triglicéridos

Grasas que se ingieren en forma de aceites vegetales y grasas animales.

Diabetes

Un desorden que resulta en niveles elevados de glucosa (azúcar) en sangre y orina.

Hiperlipidemia

Una elevación anormal de los lípidos (colesterol y/o triglicéridos) en la sangre.

43. ¿Cuáles son los efectos secundarios de los inhibidores de la proteasa?

Se atribuyeron algunos efectos colaterales y toxicidades a largo plazo a los IP como clase. Estos incluyen síntomas **gastrointestinales**, como heces sueltas o náuseas (Pregunta 66), cambios en la forma corporal (acumulación de grasas) (pregunta 46) y toxicidades metabólicas, como niveles aumentados de **colesterol**, **triglicéridos** y azúcar alto en sangre o **diabetes**. Sin embargo, el PI recomendado, darunavir (Prezista, *Prezcobix*) es muy bien tolerado y con muchas menos probabilidades de causar problemas que otros IP. Lo mismo ocurre con atazanavir (*Reyataz, Evotaz*) un IP alternativo. Supongo que podría detenerme aquí, pero esta sería una respuesta corta y algunos de ustedes podrían estar en los IP antiguos.

La **hiperlipidemia** es una elevación de los niveles de colesterol y/o triglicéridos. El colesterol alto puede aumentar el riesgo de enfermedades cardiovasculares y ACV (Pregunta 47). Los niveles muy altos de triglicéridos pueden causar pancreatitis. Si tiene altos los lípidos al usar un fármaco antiguo como lopinavir/ritonavir (*Kaletra*) considere cambiar a algo más actual. También puede modificar su dieta, quizás con la ayuda de un nutricionista, y hacer ejercicios aeróbicos. Según cuán malos sean los resultados y la cantidad de otros riesgos cardiovasculares que tenga, puede necesitar tratar la hiperlipidemia con medicación para bajar el colesterol y/o triglicéridos. El número que más nos preocupa es el LDL (colesterol "malo") que bajamos con estatinas (Pregunta 47). Las estatinas están en estudio no solo por su efecto de disminución del colesterol sino también por su capacidad de reducir la inflamación, un efecto crónico de la infección por VIH. Todavía no hemos llegado a ese punto, pero no me sorprendería que algún día *todas* las personas con VIH usen estatinas,| o quizás *todos*.

Resistencia a la insulina significa que el organismo no puede responder a la insulina producida por el **páncreas** de modo adecuado para controlar el azúcar en sangre. Cuando es lo suficientemente severa, puede causar diabetes. Antes creíamos que esto era un efecto colateral de los IP, cuando usábamos indinavir (*Crixivan*), un fármaco que ninguna persona debería seguir tomando en el siglo 21. Se detecta insulino resistencia con azúcar en sangre en ayunas, hemoglobina A1C, o una prueba de tolerancia a la glucosa. Las personas con resistencia a la insulina o diabetes necesitan cambiar su dieta, evitando azúcares, limitando el almidón, y comiendo cantidades pequeñas durante el día. El ejercicio aeróbico y la pérdida de peso ayudan mucho, pero también muchas veces es necesario medicarse.

La **acumulación de grasas** (o **lipohipertrofia**) es la acumulación de grasas en lugares inadecuados. Analizaremos esto en más detalle en la pregunta 26.

Toxicidad hepática (**hepatotoxicidad**): puede ocurrir con cualquier IP, pero los pacientes con hepatitis B o C crónicas son los que presentan riesgos más elevados (Pregunta 48). La toxicidad hepática generalmente aparece en las pruebas de sangre antes de que el paciente la pueda detectar. Avise a su médico si tiene dolor estomacal, náuseas continuas, orina oscura o piel /ojos amarillos.

Otros efectos colaterales de los IP son la elevación de la **bilirrubina** (indinavir, atazanavir), que es inofensivo pero puede causar ictericia (ojos o piel amarilla); cálculos renales o daño renal (indinavir, atazanavir); colelitiasis(atazanavir); piel seca, caída del cabello, labios partidos y uñas encarnadas (indinavir); y erupciones (fosamprenavir o darunavir).

Insulino Resistencia

Una afección en la cual el cuerpo no puede responder a la insulina tan bien como debería. Esto aplica tanto a la insulina producida naturalmente por el páncreas como a la inyectada como medicación. Puede causar azúcar alto o diabetes.

Páncreas

Un órgano en el abdomen que segrega insulina y enzimas que ayudan a digerir los alimentos.

Acumulación de grasas (o lipohpertrofia)

Un componente del „Síndrome de lipodistrofia" en el cual la grasa se acumula en partes anormales del cuerpo, como por ejemplo dentro del abdomen, alrededor del cuello, en los pechos, o en la parte superior de la espalda (joroba de búfalo).

Toxicidad hepática (o hepatotoxicidad)

Daños al hígado causados por medicación

Bilirrubina

Un pigmento producido por el hígado. Cuando los niveles de bilirrubina son demasiado altos, la piel y los ojos pueden volverse amarillos (ictericia). La bilirrubina elevada puede ocasionarse por la hepatitis o por dos antirretrovirales: indinavir (*Crixivan*) o atazanavir (*Reyataz*).

Comentario de Rose:

Los efectos colaterales de los inhibidores de la proteasa para mí empeoraron durante mi ciclo menstrual. Tengo diarrea, calambres abdominales, dolores musculares y de las articulaciones, y gases. Yo sé que es el inhibidor de la proteasa porque no lo tomé durante dos días y los efectos colaterales se fueron. (¡¡Joel no estaba contento porque había dejado mi medicación!!)

Antes, cuando estaba usando fármacos como AZT y d4T, mis piernas estaban flacas y aumenté el tamaño de mi abdomen. El aumento de peso todavía es un problema, a pesar de que Joel me dice que no puedo echarle la culpa a la medicación. Dice que debería hacer dieta y ejercicio..pero ¿qué puede saber él?

A lo largo de los años tuve muchos otros efectos colaterales que no valen la pena mencionar porque aparecían con drogas viejas, ahora todo mejoró mucho. Pero nunca me cuestioné no tomarlas. Los efectos colaterales son el pequeño precio que tengo que pagar para seguir con mi vida.

44. ¿Cuáles son los efectos secundarios de los inhibidores no nucleósidos de la transcriptasa inversa (NNRTI, por sus siglas en inglés)?

Los NNRTI tienen una baja toxicidad a largo plazo, pero tienen efectos colaterales a corto plazo que usted debería conocer:

- *Erupciones. Todos los NNRTI pueden causar erupciones, generalmente durante las primeras semanas de tratamiento. Es un sarpullido rojo que pica, que muchas veces mejora por sí solo aunque siga tomando la medicación. Sin embargo, pueden aparecer erupciones peligrosas, especialmente con nevirapina (Viramune).*

Los síntomas de una erupción grave son descamación o ampollas en la piel, aftas en la boca o fiebre. La nevirapina se administra una vez al día durante las primeras 2 semanas, luego dos veces al día, pero nunca se debe aumentar la dosis en caso de erupción. También pueden aparecer erupciones con efavirenz (Sustiva, Atripla), *pero es menos probable que sean graves como para requerir que se discontinúe el fármaco.* Es menos probable que la *Rilpivirina (Edurant, Complera, Odefsey) causan erupciones, incluyendo graves, menos probable que la nevirapina o efavirenz.*

- *Toxicidad hepática. La nevirapina puede causar toxicidad hepática grave, aguda durante las primeras dos semanas de tratamiento, especialmente en mujeres que comienzan a tomar el medicamento con recuentos de CD4 por encima de 250 varones con recuento mayor a 400. Consulte siempre con su médico y hágase análisis de sangre antes de aumentar la dosis de nevirapina luego de las primeras dos semanas. Las personas con hepatitis B o C crónica pueden tomar nevirapina, pero tienen un riesgo más alto de toxicidad hepática crónica y deben ser cuidadosamente controladas.*

- *Hiperlipidemia. Los NNRTI pueden aumentar el colesterol y/o triglicéridos. El efavirenz tiene un efecto mayor que los otros NNRTI, y ahora que estamos utilizando IP que son "más amigables con los lípidos", el efavirenz es el fármaco con más probabilidades de aumentar los lípidos.*

- *Efectos colaterales neurológicos. El efavirenz a menudo causa sueños vívidos (buenos o malos), mareos y dificultades de la concentración durante los primeros días o semanas de tratamiento. En la Pregunta 52 encontrará recomendaciones para lidiar con estos efectos secundarios.*

**Neuropatía
(o neuropatía
periférica)**

El daño a los nervios
que causa adormeci-
miento o dolor pun-
zante, generalmente
en los pies y piernas.
Puede causarse por
el VIH, algunos anti-
rretrovirales u otras
afecciones.

Acidosis láctica

Una acumulación
peligrosa de ácido
láctico (lactato) en
la sangre, que puede
ser causada por algu-
nos antirretrovirales
o por otros fármacos.

**Esteatosis hepática
("hígado graso")**

Una acumulación de
grasa en el hígado
que puede ser cau-
sada por varias afec-
ciones médicas.
Cuando está causada
por agentes antirre-
trovirales, a menudo
está acompañada de
acidosis láctica.

45. ¿Qué debo conocer acerca de los efectos secundarios de los análogos de nucleósidos?

Primero, hablaremos sobre los efectos colaterales de fármacos antiguos que no debería conocer:

- *Neuropatía periférica. No deben usarse más la Stavudina (d4T, Zerit) y didanosina (ddI, Videx). A menudo causaban **neuropatía**, es decir, daños a los nervios en las piernas y los pies. Los primeros síntomas eran cosquilleos, adormecimiento, o ardor/dolor en las puntas de los pies. Con el tiempo, esto podía extenderse a las piernas y convertirse en incapacitante.*

- *Acidosis láctica y esteatosis hepática. La **acidosis láctica** y la **esteatosis hepática** son efectos colaterales poco frecuentes pero graves de la estavudina y, en menor grado, de la zidovudina (AZT, Retrovir, Combivir, Trizivir) y didanosina. Los síntomas pueden incluir falta de aire, náuseas, dolor muscular y malestar general. Por supuesto estos son síntomas frecuentes, mientras que la acidosis láctica no es para nada habitual. Si los experimenta, puede no tener acidosis láctica, pero debería avisar a su médico. El diagnóstico temprano y un cambio inmediato de tratamiento son fundamentales porque la acidosis láctica puede ser mortal. Puede ver que la acidosis láctica está nombrada como uno de los efectos colaterales de los NRTI (ej., abacavir, tenofovir), pero esto se debe a que están en la misma clase de los fármacos que* realmente *la causan.*

- *Lipoatrofia. Pérdida de grasa en el rostro, brazos, piernas y muslos (Pregunta 46) que puede deberse a la estavudina y en menor grado a la zidovudina y posiblemente didanosina.*

- *Anemia. La zidovudina puede causar anemia Los síntomas incluyen fatiga, mareos y falta de aire. Una prueba estándar de sangre (CBC) detectará la anemia.*

- *Efectos colaterales gastrointestinales. La Zidovudina puede causar náuseas; TDF (Viread, Truvada, Atripla, Complera, Stribild) y TAF (Descovy, Odefsey, Genvoya) puede causar náuseas, flatulencias o distensión. Los NRTI generalmente no causan diarrea. La didanosina puede causar pancreatitis, una inflamación peligrosa del páncreas, e hipertensión portal no cirrótica, una afección hepática generalmente mortal que puede ocurrir años después de abandonar el fármaco.*
- *Toxicidad metabólica. Muchas veces se le echa la culpa a los IP de la elevación de lípidos y la insulino resistencia, pero los NRTI también pueden causarla, especialmente la estavudina y la zidovudina.*

Mencionaremos ahora algunas toxicidades que *debería* conocer:

- *Hipersensibilidad. Los pacientes que toman abacavir (Ziagen, Epzicom, Trizivir, Kivexa, Triumeq) pueden presentar reacciones de hipersensibilidad (HSR, por sus siglas en inglés) durante las primeras semanas. La HSR es como la gripe, y empeora con cada dosis. Una vez que deja de tomar abacavir por posibles HSR, nunca podrá volver a tomarla: algunas personas han muerto por esto. Afortunadamente, el riesgo de HSR ha sido virtualmente eliminado con las pruebas previas de HLA B*5701. Si la prueba da positivo, considere que es alérgico y no tome abacavir en ninguna de sus fórmulas. Si es negativo, no debería preocuparse por las HSR.*
- *Toxicidad renal. El Tenofovir puede afectar los riñones. El riesgo es más alto si tiene problemas renales, si está tomando otros medicamentos que afectan a los riñones, o si toma inhibidores de la proteasa. La toxicidad renal generalmente es gradual y se detecta fácilmente por pruebas de sangre y orina (Pregunta 49).*

Comparado con tenofovir DF (TDF) el tenofovir AF (TAF) tiene muy poca o ninguna toxicidad renal.

- *Pérdida de densidad ósea. Comenzar casi cualquier régimen ART puede causar pérdida temprana de densidad ósea. Esto es generalmente una pequeña pérdida y no continúa empeorando con el tiempo, pero puede ser preocupante si es mayor o si ya tiene baja densidad ósea. El TDF tiene más efecto en los huesos que otros fármacos, pero TAF causa muy poca o casi ninguna pérdida de densidad. (Pregunta 50).*

46. ¿Qué puedo hacer respecto a los cambios en mi forma corporal?

Lipodistrofia

Una palabra general para los cambios en la forma corporal y la distribución de las grasas ocasionada por algunos antirretrovirales. Puede incluir lipoatrofia, acumulación de grasas o ambos

Lipoatrofia

Pérdida de grasa subcutánea (grasa bajo la piel) en los brazos, piernas, glúteos y el rostro causada por algunos análogos inhibidores de la transcriptasa reversa (NRTI).

Lipodistrofia es una palabra que se usa para describir los cambios corporales que tenían lugar con los antiguos agentes antirretrovirales. La lipodistrofia incluye lipoatrofia (pérdida de grasa) y acumulación de grasas. Puede tener una, la otra, o (¡mala suerte!) ambas. Afortunadamente esto no está ocurriendo con los fármacos actuales, pero muchas personas todavía padecen los efectos de los tratamientos antiguos.

Lipoatrofia

Pérdida de grasas en los brazos, piernas y muslos que hace que las venas resalten y deja los muslos aplanados. La pérdida de grasa en el rostro deja las mejillas hundidas y lo hace parecer mayor, o desmejorado, más enfermo de lo que está. La Estavudina (d4T, *Zerit*) y zidovudina (AZT, *Retrovir, Combivir, Trizivir*) eran las causas principales de lipoatrofia, pero la didanosina (ddI, *Videx*) también era una causa probable. La mejor forma de lidiar con la lipoatrofia es evitar los fármacos que la causan. Si espera hasta tener lipoatrofia y luego cambia, algunas grasas quizás regresen pero puede llevarle mucho tiempo y nunca volver la normalidad. Hay procedimientos cosméticos para el tratamiento de la lipoatrofia en el rostro, como el uso de "rellenos" como por ejemplo el ácido poliláctico (*Sculptra*).

Acumulación de grasas

Antiguamente veíamos aparecer depósitos grasos en lugares poco habituales, como la parte superior de la espalda (joroba de búfalo), el cuello, los tejidos mamarios o dentro del abdomen. Como regla general, la grasa abdominal que puede tomar entre los dedos es **subcutánea** (grasa debajo de la piel), lo cual es normal y no es culpa de los medicamentos. La grasa anormal es **la grasa visceral** (dentro del abdomen), que puede verse como un embarazo, con el abdomen distendido, con grasa interna que no puede tomar con los dedos.

La causa de la acumulación de grasas no está del todo clara. Se relacionó con IP, posiblemente por su tendencia a aumentar los triglicéridos y causar resistencia a la insulina. Hoy, el aumento de grasa no es un efecto colateral de la medicación, simplemente es un resultado de la mejora general en la salud gracias a los ART. Lisa y llanamente, ahora que usted se está alimentando en vez de darle de comer al virus, se está "poniendo al día", recuperando el peso que *tendría* si fuera VIH negativo.

Nadie debería tener acumulaciones anormales de grasas en la actualidad, entonces si está aumentando de peso, levántese del sillón, reemplace las papas fritas con bastones de zanahorias y vaya al gimnasio. La dieta y la actividad física lo ayudarán, ya sea porque tiene acumulación anormal de grasas o porque está simplemente gordo. Para la acumulación de grasas internas hay tratamientos que pueden ayudar, como la hormona de crecimiento (*Serostim*) y tesamoralin (*Egrifta*), pero son costosos y la grasa tiende a volver después de dejar de tomarlos.

Grasa subcutánea

Grasa que se encuentra debajo de la piel.

Grasa visceral

Grasa presente dentro del abdomen, alrededor de los órganos internos, en lugar de bajo la piel.

EFECTOS SECUNDARIOS Y TOXICIDAD

Comentario de Mike:

Durante años me quejé por mi abdomen con el Dr. Gallant. Cada vez que lo hacía, él me preguntaba sobre mi dieta y mi rutina de ejercicios. Le decía que no podía cambiar ninguna de las dos. Había decidido que mi grasa era visceral (esa que no se puede agarrar), que la causaba mi medicación, y que mi destino era ser gordo. Hace un par de meses, mi novio decidió adelgazar y lo acompañé, en parte para no comer alimentos que engordan delante de él. Sin embargo, ingerir menos calorías y pasar tiempo extra en el gimnasio todos los días no baja demasiado el número de la balanza. No sé si alguna vez voy a tener la panza chata de mis sueños (¿qué piensa usted, Dr. Gallant?) pero trabajar en pos de un objetivo parece más productivo que estar sentado en un sofá con un tubo de Rocky Rub, rumiando.

47. ¿Estoy en más riesgo de padecer una enfermedad coronaria?

Estudios tempranos demostraron que las personas viviendo con VIH SIDA tienen riesgo más alto de padecer enfermedad coronaria y ataques cardíacos que la población general. Sin embargo, este riesgo aumentado se debió principalmente a los efectos del VIH, y se redujo considerablemente con los ART. Algunos usan fármacos antirretrovirales que pueden aumentar el riesgo de enfermedad coronaria, pero son la mayoría de los tratamientos viejos que ya no utilizamos (Preguntas 43 y 47). Hay una serie de debates acerca de si el abacavir (*Ziagen, Epzicom, Trizivir, Triumeq*) aumenta el riesgo de ataque cardíaco. Por lo general no lo tomo en cuenta a menos que tenga un paciente que ya esté en riesgo por varios factores que ya son los tradicionales: tabaquismo, diabetes, presión alta, colesterol alto, antecedentes familiares de enfermedad coronaria o sedentarismo.

Es importante poner este riesgo aumentado en contexto. En primer lugar: su riesgo de ataque cardíaco si toma ART es ínfimo en comparación con su riesgo de morir de SIDA si no lo toma. Segundo, el riesgo, aun de los fármacos más antiguos, más tóxicos, es aún pequeño en comparación con los efectos de otros factores de riesgo que pueda controlar, como por ejemplo colesterol alto, resistencia a la insulina y diabetes, presión alta, tabaquismo, obesidad e inactividad física. Finalmente, disminuirá mucho más su riesgo cardíaco por el tratamiento del VIH de lo que lo puede aumentar tomado *cualquier* fármaco antiretroviral.

Como proteger su corazón: (1) no fume, (2) deje de fumar, (3) *ni piense* en encender ese cigarrillo, (4) controle su presión arterial si está alta, (5) baje su colesterol si lo tiene alto, (6) mantenga controlado el azúcar si tiene diabetes, y (7) controle el sobrepeso con ejercicios aeróbicos y una dieta sana. Esto deja solamente tres factores de riesgo adicionales, envejecer, ser hombre (si lo es), y mala genética. Y no hay nada que pueda hacer contra esto.

…Ah. ¿Le comenté que no debería fumar?

48. ¿Cómo puedo proteger mi hígado?

El hígado es un órgano de vital importancia, aunque muchas personas no saben bien para qué sirve. Sus funciones son demasiado numerosas para incluirlas aquí, pero tiene que ver con el metabolismo, las reacciones químicas que ocurren en las células del organismo, incluyendo la **desintoxicación** de muchos de los fármacos que usamos para el tratamiento del VIH SIDA. Fabrica proteínas, almacena el combustible del cuerpo, y segrega hormonas importantes y bilis, que ayudan a digerir los alimentos. Como es tan importante recomendamos mantenerlo sano.

Desintoxicación

La eliminación de sustancias tóxicas del cuerpo Una función importante del hígado y los riñones.

Muchos antiretrovirales pueden dañar el hígado. Casi todos los PI pueden causar daños, pero generalmente solo en las personas que tienen hepatitis B o C crónicas la Nevirapina (*Viramune*) puede ser perjudicial para el hígado, especialmente en las mujeres que comienzan con ART con recuentos altos de CD4. La estavudina (d4T, *Zerit*) y zidovudina (AZT, *Retrovir*, *Combivir*, *Trizivir*) puede ser peligrosa también, especialmente si usted tiene acidosis láctica. Otros fármacos usados por los pacientes VIH positivos, como las drogas para el colesterol, también pueden causar toxicidad hepática. Aquí tenemos algunas recomendaciones para disminuir el riesgo:

1. Hágase controles para detectar hepatitis A, B y C. Si no tiene los anticuerpos de A y B, aplíquese una vacuna (preferentemente *luego* de comenzar con los ART). Si tiene hepatitis crónica B o C, consulte a un especialista para comenzar un tratamiento (preguntas 79 y 80). En muchos casos el especialista en VIH también es especialista en hepatitis. A veces son necesarias las pruebas de PCR para descartar hepatitis, porque es posible tener falsos negativos.

2. Controle frecuentemente **las transaminasas (enzimas hepáticas)** especialmente al inicio del tratamiento. Esto es fundamental si usa nevirapina (pregunta 44).

3. Evite el consumo excesivo de alcohol (pregunta 92). No tome alcohol si tiene hepatitis B o C crónica.

4. Sea moderado con el consumo de acetaminofeno, el ingrediente activo del *Tylenol* y muchos otros medicamentos de venta libre; no lo use si padece hepatitis crónica.

5. Si está tomando medicamentos para la hepatitis B, no deje de hacerlo. Abandonar el tratamiento puede causar recaídas peligrosas.

Transaminasas (o lenzimashepáticas)

Pruebas de sangre usadas para buscar daño hepático.

Muchas personas usan terapias herbales, especialmente leche de cardo, para desintoxicar o proteger el hígado. No queda claro si esto es beneficioso o no. Algunos "productos naturales" pueden efectivamente dañar el hígado y empeorar la enfermedad. No hay pruebas contundentes de que haya algo concreto que hacer para cuidar el hígado.

49. ¿Debo preocuparme por mis riñones?

Los riñones son órganos que filtran la sangre y eliminan lo que no necesitamos. Hay solamente un par de conceptos que necesita saber sobre los riñones desde el punto de vista del HIV SIDA.

- *HIVAN - Nefropatía asociada con el VIH SIDA.* **Las personas de raza negra son las que llevan la peor parte cuando se trata de problemas hepáticos. Tienen un mayor riesgo de falla renal debido a la diabetes, hipertensión y también infección por VIH SIDA. Entre las personas negras con VIH SIDA, la HVAN es una causa habitual de falla renal que requiere de diálisis o trasplante. El primer signo es la presencia de proteínas en la orina. El diagnóstico por lo general se realiza extrayendo una pequeña parte del riñón con una aguja (biopsia). Si tiene HIVAN, debe comenzar a tomar ART de inmediato porque es el único tratamiento genuinamente eficaz.**

- *Toxicidad de los fármacos.* **Indinavir (*Crixivan*), que actualmente se usa con muy poca frecuencia, puede causar cálculos renales y dañar la función hepática. Esta es una de las razones principales por las que este fármaco ya no se usa. Atazanavir (*Reyataz, Evotaz*) puede hacer lo mismo, aunque es mucho más seguro que el indinavir Tenofovir DF (*Viread, Atripla, Complera, Truvada, Stribild*)**

Los riñones son órganos que filtran la sangre y eliminan lo que no necesitamos.

Nefropatía asociada al VIH SIDA (HIVAN)

Una enfermedad renal causada por la infección por VIH. Se observa principalmente en los pacientes de raza negra.

Biopsia de riñón

Un procedimiento en el cual se extrae una parte del riñón usando una aguja insertada por la piel para poder encontrar la causa de los desórdenes renales.

también puede dañar los riñones, especialmente en las personas que ya padecen de inconvenientes renales La versión más reciente, la tenofovir alafenamida (TAF, en Descovy, Odefsey y Genvoya) es más segura para los riñones y generalmente se prefiere. (Pregunta 30).

- Tenga cuidado con otros fármacos que pueden dañar los riñones como por ejemplo los **antiinflamatorios no esteroides (NSAID, por sus siglas en inglés)** (ibuprofeno, naproxeno, y otros que se encuentran en varios medicamentos de venta libre, como *Motrin* y *Aleve*). La mayoría de los NRTIs deben administrarse en dosis reducidas si tiene problemas renales, aunque no afecte directamente a los riñones. Las personas con VIH positivo a veces toman otros medicamentos que causan problemas renales, como **Trimetoprim-sulfametoxazol (TMP-SMX, cotrimoxazol**, *Bactrim*, *Septra*).

Antiinflamatorios no esteroideos (NSAID)

Fármacos usados para suprimir la inflamación y el dolor. Algunos están disponibles sin receta

Trimetoprim sulfametoxazol (TMP-SMX, clotrimoxazol, *Bactrim, Septra*)

Un antibiótico usado para tratar o prevenir PCP y la toxoplasmosis.

Los problemas renales se detectan con una prueba de control estándar, la creatinina sérica que se incluye en la serología y análisis de orina habituales.

50. ¿Existen riesgos para mis huesos y articulaciones?

Los problemas en los huesos y las articulaciones pueden ser una complicación de la infección por VIH, la terapia o ambas. Hay dos problemas fundamentales: osteopenia/osteoporosis y osteonecrosis:

Osteopenia

Pérdida de densidad ósea (afinamiento de los huesos)

- **Osteopenia es la pérdida de densidad ósea. Cuando se vuelve lo suficientemente grave se llama osteoporosis (afinamiento grave de los huesos que causa fracturas). Luego de comenzar con la mayoría de los regímenes con ART** se pierde densidad ósea, y un poco más si el tratamiento contiene tenofovir DF (TDF, *Viread, Truvada Atripla, Complera, Stribild*), pero la cantidad es pequeña, y la densidad ósea generalmente se equilibra sin seguir avanzando Tenofovir AF (TAF, *Descovy, Odefsey, Genvoya*) causa muy poca o ninguna pérdida de la densidad ósea, y esta mejora al cambiar de TDF a TAF. Sin embargo, la infección por VIH SIDA causa también pérdida ósea, y hay pruebas de que las personas que alguna vez tuvieron recuentos bajos de CD4 presentan un mayor riesgo de fracturas. Otros factores de riesgo de osteopenia incluyen el tabaquismo, el uso de corticoesteroides (prednisona), bajos niveles de testosterona (hipogonadismo, pregunta 51) edad avanzada y bajo recuento de CD4. La deficiencia de vitamina D, una condición frecuente en las personas con VIH y la población general, es otro factor de riesgo de pérdida de densidad ósea y puede ser más frecuente en las personas que toman efavirenz (*Sustiva, Atripla*). El diagnóstico de osteopenia u osteoporosis se hace por scan DEXA, que se recomienda actualmente como prueba de rutina en hombres con VIH positivo mayores a 50 años y mujeres post menopáusicas. Tomar suplementos de vitamina D, ingerir cantidades adecuadas de calcio y hacer ejercicios de resistencia (aumentar la masa muscular) también puede ayudar a preservar la densidad ósea. Los ART también probablemente ayuden. Cambiar de tenofovir a otro agente demostró aumentar la densidad ósea, lo mismo también quizás ocurra cuando podamos cambiar los pacientes de la versión actual de tenofovir a la nueva, tenofovir alafenamida (TAF, pregunta 30).

Osteoporosis

Osteopenia severa, que puede causar fracturas

EFECTOS SECUNDARIOS Y TOXICIDAD

Osteonecrosis

Daños en los huesos en las articulaciones grandes (ver **necrosis avascular**)

Necrosis avascular

Daño doloroso a las articulaciones causado por osteonecrosis, afectando generalmente las caderas pero algunas veces los hombros.

Hipogonadismo

Una deficiencia de testosterona, hormona sexual masculina.

Testosterona

La hormona sexual masculina, que puede ser baja en algunos hombres VIH positivos.

La testosterona debería usarse solamente en hombres con los niveles bajos.

- La osteonecrosis es la causa subyacente de la necrosis avascular, la destrucción de las articulaciones grandes, generalmente las caderas No sabemos que lo causa; solamente sabemos que es más frecuente en las personas con VIH SIDA. El primer síntoma es el dolor en las caderas. Los rayos X estándar pueden no detectarlo, generalmente se necesitará una resonancia magnética de caderas para diagnosticar. El único tratamiento es quirúrgico, el reemplazo de caderas.

51. ¿Pueden afectar a mis hormonas el VIH y el tratamiento antirretroviral (TAR)?

Sí, pueden. Aquí tenemos algunos ejemplos:

- *Hipogonadismo*. Los hombres con VIH positivo a veces tienen niveles bajos de testosterona (hipogonadismo); lo vemos en hombres con la enfermedad avanzada, donde se asume que es el resultado de la dolencia, pero también en hombres sanos que toman ART (TAR - antirretroviral) *puede* ser un efecto colateral de la medicación. Los síntomas incluyen fatiga, pérdida del deseo sexual o del desempeño sexual, desgaste muscular, o la incapacidad de aumentar de peso. El diagnóstico se hace con niveles de testosterona libres en sangre, que debe extraerse en la mañana. Esta afección se trata con geles de testosterona, parches o inyecciones. Se prefieren los geles y los parches porque aportan niveles más estables y son menos propensos a cerrar la producción de testosterona del organismo. Con respecto a esto, deseo destacar que la testosterona debería usarse *solamente* en hombres con los niveles bajos. Si sus niveles están dentro de lo normal, tomar testosterona causará que los testículos se cierren. No encontrarán la razón para seguir produciendo testosterona por sí mismos, entonces se encogerán hasta llegar al tamaño de dos avellanas. Si no tuvo hipogonadismo antes, ahora sí. Tenga también en cuenta que no es *normal* que un jubilado de 70 años tenga los mismos niveles de testosterona que un muchacho de 18 años.. por más que suene divertido. Su objetivo debería ser mantener los niveles en el extremo inferior del rango normal, especialmente a medida que va envejeciendo. Los hombres mayores que toman dosis excesivas de testosterona pueden estar en un riesgo aumentado de ataque cardíaco y cáncer de próstata.

- *Diabetes e insulino resistencia.* Ver Pregunta 43.
- *Enfermedad de tiroides.* Los problemas de tiroides no son muy frecuentes en las personas con VIH SIDA, pero si existen dudas es muy fácil detectarlos con una prueba de TSH.
- *Problemas adrenales.* La insuficiencia adrenal (niveles bajos de cortisol, una hormona producida por las glándulas adrenales) no es frecuente excepto en las personas con VIH avanzado, que pueden sentirse fatigados, mareados al pararse, o tienen anormalidades en las pruebas de sangre que son las típicas de esta afección. El síndrome de Cushing (exceso de cortisol) y la insuficiencia adrenal pueden ocurrir al combinar PI o cobicistat con algunos aerosoles con esteroides (fluticasona, en *Flonase* y *Advair*) o esteroides que se inyectan en las articulaciones para el tratamiento del dolor (pregunta 34).

52. ¿Puede el TAR afectar a mi sistema nervioso?

El mayor riesgo para el sistema nervioso es el VIH. La infección por VIH sin tratamiento puede causar una gran cantidad de problemas neurológicos poco

EFECTOS SECUNDARIOS Y TOXICIDAD

Insuficiencia adrenal

Una deficiencia en la cantidad de cortisol segregado por la glándula adrenal.

Cortisol

La hormona esteroidea masculina producida por la glándula suprarrenal, esencial para varias funciones del cuerpo, incluyendo la respuesta al estrés.

Glándulas suprarrenales

Una glándula en el abdomen que produce el cortisol, una hormona esteroidea que es fundamental para varias funciones del organismo, incluyendo la respuesta al estrés.

Síndrome de Cushing

Niveles excesivos de cortisol ya sea por superproducción por parte de las glándulas suprarrenales o uso de medicación esteroidea.

El mayor riesgo para el sistema nervioso es el VIH.

placenteros, los cuales explicaremos en la pregunta 73. Para evitar estas complicaciones, recomendamos tomar TAR (ART por sus siglas en inglés). Los fármacos para el VIH SIDA son bastante seguros cuando se trata del sistema nervioso, pero hay dos cosas que debería saber: los efectos colaterales de la neuropatía periférica y el efavirenz:

1. *Neuropatía periférica. La estavudina (d4T, Zerit) y la didanosina (ddI, Videx) pueden causar dolor o adormecimiento de los pies y piernas si todavía tiene la mala suerte de estar tomando estos medicamentos (Pregunta 45).*

2. *Efectos colaterales del Efavirenz. Las personas que toman efavirenz (Sustiva, Atripla) a veces experimentan* algo *anormal con las primeras dosis, mareos, sueños vívidos (placenteros o no) y "niebla cerebral" o dificultades para concentrarse, especialmente en las mañanas. Estos síntomas tienden a mejorar con cada dosis y a veces desaparecen en pocos días. Si duran más de 3 o 4 semanas, probablemente no mejoren y necesite cambiar la medicación. El Efavirenz no tiene un uso tan extendido en los Estados Unidos como antes, pero todavía está vigente en muchas partes del mundo. Si está tomando efavirenz, acá tenemos algunas recomendaciones para acostumbrarse:*

   a. Tómelo por las noches pero al menos 2 horas después de la cena. Tomarlo con alimentos grasos puede aumentar los niveles de la droga y los efectos secundarios.

   b. No tome la primera dosis la noche anterior a tener algo importante que hacer. Espere al fin de semana o un momento donde pueda tomarse días libres.

   c. Si sueña tanto que no logra descansar por las noches, el uso a mediano plazo de **benzodiacepinas** (un tranquilizante en la clase *Valium*)

Benzodiacepinas

Una clase de fármacos para tratar la ansiedad y el insomnio. Algunos son el Diazepam (*Valium*) y alprazolam (*Xanax*). Estos medicamentos generan acostumbramiento y pueden interactuar con algunos antirretrovirales.

puede ayudarlo a suprimir los sueños. (las benzodiacepinas no deben usarse para el tratamiento del *insomnio crónico*. Generan hábito, y hay formas mucho mejores de tratar el insomnio actualmente.

d. Si se siente demasiado embotado por las mañanas, trate de tomarlo más temprano por la noche.

e. Una vez que los efectos secundarios desaparecen, puede tomarlo cada vez que quiera y cuando quiera, siempre y cuando lo tome todos los días.

Muy rara vez el efavirenz causa síntomas psiquiátricos graves, como depresión y alucinaciones. ¡Si se encuentra deprimido o escucha voces por primera vez en su vida luego de haber comenzado recientemente a tomar efavirenz, cambie de medicación *ahora*! Si ya estuvo deprimido antes de comenzar con la medicación, y ahora está más deprimido, probablemente puede estar afectándolo. También puede haber efectos a largo plazo. Si usted no se siente "usted mismo" en términos de humor, o no puede pensar o concentrarse, hable con su médico para averiguar si el efavirenz puede ser la causa. A veces la única forma de averiguarlo es cambiando a otro fármaco para ver qué ocurre.

3. *Efectos secundarios del inhibidor de la Intregase.* Los INSTIs a veces pueden causar efectos secundarios del sistema nervioso, aunque son menos comunes o severos que con el efavirenz. Por ejemplo Dolutegravir (*Tivicay, Trimueq*) a veces causa insomnio.

PARTE NUEVE

Infecciones oportunistas y otras complicaciones

¿Qué son las infecciones oportunistas?

¿Cómo prevengo y trato la tuberculosis?

¿El VIH puede causar cáncer?

Más.

Patógeno

Un organismo infeccioso (bacteria, virus, hongo o parásito) que causa enfermedad.

Una OI es una infección causada por un organismo que generalmente se mantiene controlado por el sistema inmuno celular.

Sistema Inmuno celular

La parte del sistema inmunológico más directamente afectada por la infección del VIH. Controla una variedad de bacterias, virus, hongos, y las infecciones parasitarias.

Neumocistitis

Un hongo (*Pneumocystisjiroveci*) que es una causa común de neumonía (PCP) en personas con infección por VIH.

Criptococo

Un hongo o levadura que es una causa común de meningitis en personas con infección por VIH.

53. ¿Qué son las infecciones oportunistas?

Un "oportunista" es una persona que se beneficia de las oportunidades, generalmente a cuesta de otros, para su propio beneficio. De la misma forma, una infección oportunista (OI) es aquella en la cual un **patógeno** (una bacteria, virus, hongos o parásito) se beneficia de una debilidad en los mecanismos de defensa del cuerpo para causar una enfermedad. En caso de la infección por VIH, una OI es una infección causada por un organismo que generalmente se mantiene controlado por **el sistema inmuno celular** (la parte del sistema inmunológico que sufre más daños por el virus del VIH SIDA*).

Algunos patógenos son exclusivamente oportunistas, es decir que muy rara vez causan problemas en las personas con sistemas inmunológicos normales. Los ejemplos excluyen a muchas de las infecciones oportunistas relacionadas con el VIH, como por ejemplo *Pneumocystis* (Pregunta 54), *Cryptococcus* (Pregunta 57), *Mycobacterium avium* **complex** (**MAC**) (Pregunta 55), y *Toxoplasma* (Pregunta 56). Otros patógenos se benefician de los pacientes inmunosuprimidos pero pueden causar enfermedades en cualquiera. Por ejemplo, el **virus del herpes simplex** (**VHS**) (Pregunta 89), papillomavirus humano (VPH), y la bacteria que causa tuberculosis (TB) (pregunta 59) cada una de ellas causa enfermedades más frecuentes o más graves en personas con recuentos bajos de CD4. Como regla general, las "oportunistas exclusivas" causan enfermedades en personas con recuentos menores de CD4 que las "oportunistas opcionales".

En algunos casos, las OI pueden prevenirse evitando la exposición al patógeno en sí mismo. Por ejemplo, el

---

* En oposición al sistema inmune humoral, que combate las infecciones que utilizan anticuerpos.

riesgo de contagiar TB aislando a aquellos que ya están infectados; se puede evitar la toxoplasmosis cocinando la carne correctamente, se puede evitar la sífilis usando preservativos. Sin embargo, muchos patógenos oportunistas son "omnipresentes", están en todas partes y no pueden evitarse. Por ejemplo *Pneumocystis*, MAC y *Cryptococcus*. La prevención de las infecciones causadas por estos organismos requieren ya sea profilaxis (tratamiento médico que evita las enfermedades) o mejor aún, ART, que mantiene el recuento de CD4 por encima de la zona peligrosa.

La tabla 5 enumera la mayoría de las complicaciones de la infección por VIH y en qué recuento de CD4 tienen lugar.

Comentario de Mike:

Después de mi diagnóstico pensé que todo era un síntoma de VIH. ¿Tos? Es PCP. ¿Cansado por no dormir en toda la noche? Fatiga por VIH. Me auto-diagnostiqué candidiasis y todos los días revisaba mis nodos linfáticos (no porque no sabía dónde estuvieran ni tampoco para ver qué forma tenían.) Si me tropezaba, era porque tenía problemas nerviosos. Si miraba hacia arriba y veía "flotadores" era mi prueba diaria de retinitis CMV. Así malgasté muchas lindas tardes de verano. Ahora me acuerdo y me da risa.

54. ¿Qué es la PCP?

PCP era el sinónimo de *Pneumocystis carinii*, neumonía, una de las OI más frecuentes en pacientes VIH positivos. La *Pneumocystis* comenzó como un parásito, pero los microbiólogos, que tenían muchísimo tiempo, decidieron que era un hongo y le cambiaron el nombre a *Pneumocystis jiroveci*. Sabiendo que iba a haber una revolución mundial si cambiaban en nombre por PJP, mantuvieron la abreviatura PCP, que ahora

Complejo Mycobacterium avium (MAC)

Una bacteria relacionada con la tuberculosis que causa la enfermedad en personas con enfermedad avanzada por VIH, incluyendo fiebre, sudores nocturnos, pérdida de peso, diarrea, enfermedad del hígado, dolor abdominal y anemia. También se lo llama *MAI*, por *Mycobacterium avium intracellulare*

Virus del herpes simple (VHS)

Un virus que causa ampollas dolorosas y úlceras en los labios, los genitales, cerca del ano, o en otras partes de la piel.

PCP

PCP era el sinónimo de *Pneumocystis carinii*, neumonía, una de las OI más frecuentes en pacientes VIH positivos. Ahora se llama neumonía por *Pneumocystis* debido al cambio en el nombre de la especie

Tabla 5 Complicaciones de la infección por VIH según recuento de CD4

recuento CD4*	Complicaciones infecciosas	Complicaciones no infecciosas
Por encima de 500	Síndrome retroviral agudo [11, 16][†] Candidiasis vaginal [75]	Linfadenopatía persistente generalizada (PGL) [11] Síndrome Guillain-Barré [16] Miopatía [16] Meningitis aséptica [16]
200-500	Neumonía bacteriana [67] Tuberculosis pulmonar [59] Culebrilla (herpes zoster) [71] Candidiasis (aftas) [64] Criptosporidiosis, aguda [66, 90] Sarcoma de Kaposi [61] leucoplasia vellosa oral (OHL) [64] Displasia cervical y anal o cáncer [61, 75]	Linfoma [61] Anemia [70] Trombocitopenia (recuento bajo de plaquetas) [6]
Menor a 200	Neumonía por pneumocistis [54] Histoplasmosis [57] Coccidioidomicosis [57] Tuberculosis fuera de los pulmones [59] Leucoencelopatía multifocal progresiva (PML) [72]	Pérdida de peso [69] Neuropatía periférica [73] Demencia asociada al VIH [73]
Menor a 100	Toxoplasmosis [56] Meningitis criptocócica [57] Criptosporidiosis, crónica [66, 90] Microsporidiosis [66] Esofagitis por cándida [65]	
Menor a 50	Enfermedad CMV [58] Infección MAC [55]	Linfoma del sistema nervioso central primario (PCNSL) [61]

* Las condiciones mencionadas pueden ocurrir en recuentos de CD4 en o por debajo de los límites mostrados en esta tabla. La mayoría se hacen más frecuentes en menores recuentos de CD4 Aunque es poco frecuente, también pueden ocurrir en los recuentos de CD4 superiores a los rangos mencionados.

† Los números entre paréntesis se refieren a la pregunta en este libro.

Fuente: Adaptado con permiso de Bartlett, JG, Gallant JE, Pham PA. *2012 Medical Management of HIV Infection, 16th ed*. Durham, NC: Knowledge Source Solutions; 2012.

quiere decir *Pneumocystis* pneumonia. ¡Muy inteligentes ! Desafortunadamente no todos recibieron la información, por lo tanto se escucha a los especialistas más jóvenes nombrarlo como PJP. Esto me hace sentir viejo y un poco incómodo.

No se puede evitar la exposición a la *Pneumocystis*. De hecho, puede vivir sin riesgos en los pulmones, causando problemas solamente si estamos inmunosuprimidos. No tiene probabilidades de tener PCP si su recuento de CD4 está por encima de los 200.

Los síntomas más comunes de la PCP son dificultad para respirar, fiebre y tos seca. El dolor en el pecho y el esputo desagradable son más típicos de la neumonía bacteriana, la cual tiende a aparecer de manera más repentina.

El PCP puede ser fatal si no se trata. Era una causa común de muerte antes de que tuviéramos un tratamiento eficaz para la infección por VIH. Las claves para el diagnóstico incluyen radiografías de tórax anormales y niveles bajos de oxígeno en la sangre. El diagnóstico se realiza mediante un examen de esputo inducido, que consiste en la inhalación de una solución de sal que hace toser duro y profundo, o broncoscopía, donde se utiliza un endoscopio flexible para tomar muestras de fluido de los pulmones. Es mejor confirmar el diagnóstico en lugar de simplemente realizar un tratamiento con base en el supuesto de que es PCP, ya que otras condiciones pueden parecer PCP, los esteroides que utilizamos para tratar la PCP puede empeorar otras infecciones oportunistas, y los efectos secundarios son comunes durante el curso de tres semanas de terapia.

El mejor tratamiento para la PCP es trimetoprima-sulfametoxazol (TMP-SMX, cotrimoxazol *Bactrim*,

---

El PCP puede ser fatal si no se trata. Era una causa común de muerte antes de que tuviéramos un tratamiento eficaz para la infección por VIH.

Esputo inducido

Una prueba utilizada para diagnosticar la PCP o la tuberculosis en los que los pacientes inhalan una niebla salina que les hace toser profundamente. La muestra de esputo se envía al laboratorio para su análisis. También llamado "inducción de esputo"

Broncoscopía

Un procedimiento de diagnóstico en el que se inserta un tubo flexible en los pulmones a través de la boca (bajo sedación) para poder tomar las muestras o biopsias.

Septra). **Hay alternativas para las personas que son alérgicas a las sulfamidas Las personas con PCP moderada o grave también deben tomar la prednisona, un esteroide que impide que su respiración empeore antes de mejorar.**

La mejor manera de prevenir el PCP es mantener su recuento de CD4 muy por encima de 200 con ART.

La mejor manera de prevenir la PCP es mantener su recuento de CD4 muy por encima de 200 con ART. Tener una carga viral indetectable ayuda también, independientemente de su recuento de CD4. De hecho, en un estudio a gran escala, nadie que tenía una carga viral indetectable con un recuento de CD4 entre 100 y 200 tiene PCP, a pesar de que no estaban tomando profilaxis. Aún así, se recomienda la profilaxis si su recuento de CD4 es inferior a 200, independientemente de la carga viral. El mejor medicamento es una dosis baja de TMP-SMX, pero hay alternativas. Si su recuento de CD4 se eleva por encima de 200 durante al menos 3 meses, ya no necesita profilaxis. Al igual que con otras infecciones oportunistas, la PCP es mucho menos común de lo que solía ser efectiva gracias al ART.

55. ¿Qué es el MAC (MAI)?

MAC es el complejo *Mycobacterium avium*. También se lo llama MAI, por *Mycobacterium avium intracellulare*. Es una bacteria relacionada con la tuberculosis (TB), pero a diferencia de la tuberculosis, rara vez causa la enfermedad pulmonar en personas con VIH. En lugar infecta la sangre, causando fiebre, escalofríos y sudores nocturnos. Dado el tiempo suficiente, puede infectar la médula ósea (causando anemia y un recuento bajo de glóbulos blancos), el hígado (pruebas de función hepática anormales), la pared de los intestinos (causantes de emaciación y diarrea), y los ganglios linfáticos (vientre doloroso). En la enfermedad avanzada por VIH, MAC se difunde, lo que significa que está en el torrente sanguíneo y se extiende por todo el cuerpo. Para hacer un diagnóstico de MAC diseminada, el organismo debe ir a un cultivo de una parte del cuerpo que se supone que está esterilizada, por lo general la sangre, pero se puede tomar los cultivos desde la médula ósea, el hígado u otros órganos internos. El MAC que se encuentra en el esputo o las heces no cuenta como una infección diseminada, ya que sólo puede **colonizar** los intestinos o los pulmones, es decir están presentes, pero no causa la enfermedad verdadera.

La MAC diseminada requiere tratamiento ya sea con **claritromicina** o **azitromicina** así como también **etambutol** y a veces **rifabutina**. El tratamiento despeja la sangre y suprime los síntomas, pero no es una cura. MAC volverá si se suspenden los medicamentos, pero si su recuento de CD4 aumenta en tratamiento antirretroviral por encima de 100 durante al menos 6 meses, se puede interrumpir el tratamiento.

MAC no es una preocupación menos que su recuento de CD4 sea inferior a 50. En caso de llegar a ese punto, usted debe tomar la profilaxis, ya sea con azitromicina semanal o claritromicina dos veces al día. La suspensión de la profilaxis es posible si su recuento de CD4 se eleva por encima de 100 durante al menos 3 meses.

Al igual que muchas otras infecciones oportunistas, no se puede evitar la exposición al MAC porque está en todas partes. La prevención con ART o la profilaxis es la única manera de evitar que se enfermen.

56. ¿Qué es la toxo?

"Toxo" es la forma corta de llamar a la toxoplasmosis, una enfermedad causada por el parásito *Toxoplasma gondii*. Usted se infecta ya sea por comer carne poco cocida (por lo general a propósito) o excremento de gatos (por lo general por accidente). Después de la infección,

---

INFECCIONES OPORTUNISTAS Y OTRAS COMPLICACIONES

Colonización

La presencia en el cuerpo de microorganismos (virus, bacterias, etc.) que no están causando síntomas o enfermedades.

Claritromicina, azitromicina

Los antibióticos que se pueden usar para tratar o prevenir MAC, así como algunas infecciones pulmonares bacterianas.

Etambutol

Medicamento que se usa para el tratamiento de MAC y la tuberculosis en combinación con otros fármacos.

Rifabutina

Medicamento que se usa para tratar o prevenir el MAC. También se utiliza como una alternativa a la rifampicina para tratar la tuberculosis.

MAC no es una preocupación menos que su recuento de CD4 sea inferior a 50.

Toxoplasma

Un parásito (*Toxoplasma gondii*) que causa lesiones cerebrales (encefalitis) en personas con infección por VIH.

Encefalitis

Infección en el cerebro

Prueba IgG de anticuerpos anti toxoplasma

Un análisis de sangre utilizado para buscar la exposición al parásito *Toxoplasma*.

el parásito vive en su cuerpo, amurallado por el sistema inmune, y no causa ningún daño, siempre y cuando su sistema inmunológico se mantenga saludable. Sin embargo, si su recuento de CD4 es inferior a 100, se puede enfermar. La forma más común y grave de la toxoplasmosis es la **encefalitis**, abscesos que se forman en el cerebro.

Una simple prueba de sangre **el anticuerpo anti-*Toxoplasma* IgG**, le dirá si es portador del parásito. Un resultado positivo significa que en algún momento de su vida ha sido infectado. Tal vez siendo un niño compartió un arenero con Kitty, o tal vez siendo adulto desarrolló un gusto por el carpaccio o tartar de carne. Si la prueba es positiva, mantenga su recuento de CD4 muy por encima de 100 con ART para que su sistema inmunológico puede protégelo. Si cae por debajo de 100, tomar la profilaxis, ya sea con trimetoprim-sulfametoxazol (TMP-SMX, cotrimoxazol, *Bactrim, Septra*) o con una de las alternativas para prevenir la encefalitis.

Si usted tiene una prueba de anticuerpos negativa, evite la infección con el parásito, especialmente si su recuento de CD4 es bajo. No coma carne cruda o mal cocida. Use guantes en el jardín, y lávese las manos después de cavar en la tierra. Consiga a alguien que cambie la caja de arena para usted o utilice las precauciones apropiadas No deberá cambiar a Kitty por Fido si es cuidadoso (Pregunta 94). Los estudios no muestran un riesgo aumentado de toxo en los dueños de gatos.

La encefalitis por toxoplasma (también llamada toxoplasmosis SNC) comienza con síntomas de dolor de cabeza y / o neurológicos como convulsiones o debilidad que afectan a un solo lado del cuerpo. Es tratable, pero sólo con una combinación de varios medicamentos desagradables tomados en dosis altas durante al menos 6 semanas, seguido de dosis más bajas hasta que su recuento de CD4 sube con ART. La prevención es el camino.

57. ¿Qué sucede con la meningitis criptocócica y otras infecciones por hongos?

La meningitis criptocócica es una infección del líquido cefalorraquídeo y revestimiento del cerebro con *Cryptococcus*, una levadura (hongo) que se encuentra en el suelo y inhalado en los pulmones. A pesar de que las personas infectadas con *Cryptococcus* pueden desarrollar neumonía, lesiones en la piel u otros síntomas, la mayoría contrae la meningitis, con un empeoramiento gradual dolor de cabeza y fiebre. A diferencia de la meningitis bacteriana, lo que hace que se sienta muy enfermo muy rápido, la cripta llega de manera más gradual. Sin embargo, si no se trata, puede conducir a la ceguera, la sordera y la muerte. Es poco probable que ocurra en personas con recuentos de CD4 por encima de 100.

Un simple análisis de sangre, el antígeno del criptococo en suero (CRAG), es casi siempre positivo en las personas con meningitis criptocócica. Si es positivo, se necesita una punción lumbar inmediata (punción lumbar) para confirmar el diagnóstico y para ayudar a determinar la gravedad. El tratamiento generalmente incluye al menos 2 semanas de la anfotericina B de administración intravenosa, a menudo con flucitosina (5-FC), seguido de un largo curso de fluconazol, administrada por vía oral. En los casos graves, puede ser necesaria la punción lumbar frecuente para bajar la presión del líquido cefalorraquídeo durante los primeros días de tratamiento. Cuando las personas mueren de cripta, que no es a menudo, puede ocurrir porque esperaron demasiado tiempo para el tratamiento o porque tuvieron alta presión del líquido cefalorraquídeo que no fue tratada con suficiente agresividad.

INFECCIONES OPORTUNISTAS Y OTRAS COMPLICACIONES

Meningitis Criptocócica

Meningitis (infección del fluido y revestimiento de la médula espinal) causada por *Cryptococcus*.

Meningitis

Una infección o inflamación del líquido cefalorraquídeo y el revestimiento de la médula espinal.

Antígeno Criptocócico

Una prueba de laboratorio realizada en sangre o líquido cefalorraquídeo, que se utiliza para diagnosticar la meningitis criptocócica.

Punción lumbar (o punción raquídea)

Un procedimiento en el que se inserta una aguja en la espalda entre las vértebras para extraer una muestra de líquido cefalorraquídeo (LCR) para el diagnóstico de la meningitis.

Anfotericina B

Una droga intravenosa usada para tratar infecciones fúngicas graves.

Flucitosina (5-FC)

Un fármaco utilizado para tratar las infecciones por hongos, por lo general en combinación con anfotericina.

Fluconazol

Una droga usada para tratar infecciones fúngicas.

Recaída

El regreso de una enfermedad o dolencia, por lo general en una persona con una enfermedad crónica.

Candidiasis

Una infección causada por *Cándida*, una levadura común.

Histoplasmosis

Una enfermedad causada por *Histoplasma capsulatum*, un hongo que se encuentra principalmente en el valles de los ríos Ohio y Mississippi, que causa infección pulmonar en personas con sistemas inmunes normales, y la infección de los pulmones y otros órganos en personas con recuentos bajos de CD4.

Una vez que ha sido diagnosticado con meningitis criptocócica, necesita mantenerse con fluconazol para prevenir la recaída hasta que su recuento de CD4 se haya incrementado con ART (por encima de 200 durante al menos 6 meses). Debido a que la meningitis criptocócica es fácilmente tratable, es poco probable que cause la muerte si se trata a tiempo, y menos común que otras infecciones oportunistas, no utilizamos la profilaxis para evitarlo. No hay manera clara de prevenir la infección inicial con *Cryptococcus* porque es un organismo muy común.

Dado que estamos en el tema de las infecciones fúngicas graves, vale la pena mencionar unos cuantos más. Mencionamos la Candidiasis en las preguntas 64, 65, y 75. La histoplasmosis es causada por el *Histoplasma capsulatum*, un hongo que es común en los valles de los ríos Ohio y Mississippi. La Coccidioidomicosis ("fiebre del valle") es causada por el *Coccidioides immitis*, un hongo que se encuentra en los valles y desiertos del sudeste de los Estados Unidos y el norte de México Ambos pueden causar enfermedades pulmonares en personas con sistemas inmunes normales, pero pueden causar enfermedades extendidas más graves, incluyendo meningitis, en personas con niveles bajos de CD4. Usted puede infectarse por la inhalación de polvo contaminado, y el hongo puede vivir en su cuerpo y esperar hasta que el recuento de CD4 sea bajo para causar la enfermedad. Si usted es inmunodeficiente y se encuentra conduciendo a través de Indianápolis o el Valle de San Joaquín, ¡aguante la respiración!

58. ¿Qué es el CMV?

El citomegalovirus (CMV) significa "virus de las células grandes" porque las células infectadas con CMV son de gran tamaño. CMV es un tipo de herpes virus, y como todos ellos, una vez que lo contrajo no se lo puede quitar Debido a que es común y de fácil transmisión sexual, la mayoría de las personas con infección por VIH ya han sido infectados.

El CMV casi nunca es un problema para las personas con sistemas inmunes normales, incluidas las personas VIH positivas con recuentos de CD4 moderados. No debe preocuparse por tener CMV si su recuento de CD4 está por encima de los 50. La complicación más común de la retinitis por CMV es una infección de la retina (la parte posterior del ojo), que puede conducir a la ceguera si no se trata. Vea a un oftalmólogo con regularidad y reporte los cambios visuales a su médico *de inmediato* si usted tiene un bajo recuento de CD4.

El CMV también puede causar problemas gastrointestinales (esofagitis) (Pregunta 64), o infección del estómago (gastritis), intestino delgado (enteritis) o del colon (colitis), provocando diarrea y dolor abdominal El CMV también puede afectar el sistema nervioso causando infecciones cerebrales (encefalitis), la médula espinal (mielitis), o los nervios espinales (radiculitis, radiculopatía).

Una prueba positiva de anticuerpos IgG de CMV quiere decir que usted tiene el virus. La mayoría de las personas VIH positivas son positivos, y no hay mucho que hacer con ello más que para mantener su recuento de CD4 alto. Si la prueba es negativa, evitar la infección por CMV: Practicar el sexo seguro, y si alguna vez debe necesitar una transfusión, debe ser con sangre CMV negativo.

Coccidioidomicosis ("fiebre del valle")

Causada por el *Coccidioides immitis*, un hongo que se encuentra en los valles y desiertos del sudoeste de los Estados Unidos y el norte de México Puede causar enfermedad pulmonar, meningitis e infección de otros órganos.

Citomegalovirus (CMV)

Un virus que puede infectar los ojos, el tracto gastrointestinal, el hígado y el sistema nervioso en las personas con VIH avanzado. La causa más común de retinitis (infección de la parte posterior del ojo).

La complicación más común de la retinitis por CMV es una infección de la retina (la parte posterior del ojo), que puede conducir a la ceguera si no se trata.

Herpesvirus

Una familia de virus que puede causar una infección aguda, y también permanecer latente en el cuerpo y se repiten. Los ejemplos de virus del herpes incluyen el virus de herpes simplex (VHS-1 y VHS-2), virus de la varicela zoster (VZV), citomegalovirus (CMV), virus Epstein-Barr (EBV), y herpesvirus-8 humano (HHV-8).

Retinitis

Una infección de la retina (la superficie interior de la parte posterior del ojo), que puede conducir a la ceguera si no se trata. Causada frecuentemente por CMV.

Esofagitis

Infección o inflamación del esófago

Gastritis

Infección o inflamación del estómago.

Enteritis

Infección o inflamación del intestino delgado.

Colitis

Infección o inflamación del colon (intestino grueso).

59. ¿Cómo prevengo y trato la tuberculosis?

Cualquier persona puede contraer la tuberculosis (TB), pero el riesgo es mayor para las personas VIH positivas, aumentando a medida que cae el recuento de CD4. Las personas con niveles bajos de CD4 pueden contraer tuberculosis más grave, que puede extenderse por todo el cuerpo. Esto involucra otros órganos además de los pulmones. Usted se convierte en infectado con *Mycobacterium tuberculosis* (la bacteria TB) a través del contacto cercano con alguien que tiene tuberculosis activa y tose. La infección no siempre conduce a la enfermedad. Su cuerpo puede ser capaz de controlar el organismo por sí solo, especialmente si usted tiene un alto recuento de CD4. Pero si el recuento de CD4 cae, su sistema inmunitario ya no puede ser capaz de protegerlo.

Todas las personas con VIH deben hacerse pruebas para la infección tuberculosa, ya sea con una prueba cutánea de la tuberculina (TST, también conocida como PPD) o de sangre de un ensayo de liberación de interferón gamma (IGRA) como *QuantiFERON-TB Gold*. Una prueba positiva no significa TB, pero puede significar que ha estado expuesto al organismo y que está latente en su cuerpo (infección de tuberculosis latente o LTBI). Si tiene ITL según una prueba positiva, si ha estado en contacto cercano con una persona con tuberculosis activa, o si hay evidencia de TB antigua en su radiografía de tórax, generalmente usamos un tratamiento de 9 meses de **isoniazida (INH)** para matar las bacterias y prevenir la tuberculosis. Más cortos, los regímenes de 2 drogas aún no se recomiendan para las personas con VIH. Las pruebas de TB son menos precisas si está inmunodeprimido, por lo que deben repetirse después de que su recuento de CD4 se ha incrementado en tratamiento antirretroviral.

Los síntomas de la tuberculosis activa incluyen fiebre, sudores nocturnos, pérdida de peso y tos con expectoración con sangre. Otros síntomas dependen de las partes del cuerpo en cuestión. El diagnóstico se suele hacer con las pruebas de esputo, aunque la broncoscopía o biopsias de los órganos afectados pueden ser a veces necesarias. La tuberculosis es curable con un curso de 6 meses de terapia que implica una combinación de fármacos. Como es tan contagiosa, el departamento de salud controla el tratamiento, usando **terapia directamente observada (DOT, por sus siglas en inglés)**.

60. ¿Cómo prevengo las infecciones oportunistas?

La profilaxis es un término de lujo para la prevención. Cuando hablamos de la profilaxis, nos referimos a la utilización de un medicamento para prevenir una infección oportunista (OI). Si su carga viral es indetectable y el recuento de CD4 es alto, usted no tiene que preocuparse, pero si su recuento de CD4 es bajo, esto es lo que debe hacer para prevenir algunas infecciones oportunistas:

- *PCP. Iniciar la profilaxis con trimetoprim-sulfametoxazol (TMP-SMX, cotrimoxazol, Bactrim, Septra) cuando el recuento de CD4 es inferior a 200. Si no puede tomar TMP-SMX utilice **dapsona, pentamidina en aerosol, o atovacuona (Mepron)** (pregunta 54).*

- *Toxoplasmosis. Inicie profilaxis si tiene un anticuerpo IgG anti-Toxoplasma positivo y el recuento de CD4 es inferior a 100. Si ya está tomando TMP-SMX, está cubierto (pero asegúrese de que usted está tomando una tableta diaria de doble potencia). Si no puede tomar TMP-SMX, use una combinación de dapsona, **pirimetamina, y leucovorin (ácido folínico)**. Si el anticuerpo es negativo, evitar la exposición (preguntas 56 y 94).*

Mielitis

Infección o inflamación de la médula espinal.

Radiculitis (radiculopatía)

Infección o inflamación de los nervios que salen de la médula espinal.

Cualquier persona puede contraer la tuberculosis (TB), pero el riesgo es mayor para las personas VIH positivas.

Prueba de anticuerpos anti CMV IgG

Un análisis de sangre utilizado para buscar infección por CMV.

Isoniazida (INH)

Medicamento que se usa para tratar o prevenir la tuberculosis.

INFECCIONES OPORTUNISTAS Y OTRAS COMPLICACIONES

Terapia directamente observada (DOT)

Un programa en el que se le da tratamiento a un paciente directamente por un profesional de la salud, en casa o en una clínica, con el fin de asegurar que lo haga. Muy común con el tratamiento de la tuberculosis, pero a veces se utiliza para el tratamiento del VIH.

Dapsona

Un antibiótico usado para tratar o prevenir PCP y la toxoplasmosis.

Pentamidina

Medicamento que se usa para tratar o prevenir el PCP. La pentamidina en aerosol se utiliza a veces como una niebla inhalada para prevenir la PCP.

Atovacuona (Mepron)

Medicamento que se usa para tratar o prevenir el PCP.

Pirimetamina

Medicamento que se usa para tratar o prevenir el PCP y la toxoplasmosis.

- Complejo Mycobacterium avium (MAC). Iniciar la profilaxis si su recuento de CD4 es inferior a 50. Utilice azitromicina 1200 mg por semana o claritromicina 500 mg dos veces al día (pregunta 55).

- *Citomegalovirus (CMV). No se recomienda profilaxis. La mayoría de las personas con infección por VIH ya han sido expuestas y están en riesgo de enfermarse sólo si su recuento de CD4 cae por debajo de 50 (Pregunta 58).*

- *Las infecciones por hongos (Cándida y meningitis criptocócica). A menos que usted ya ha tenido una de estas infecciones, no se recomienda profilaxis (Pregunta 57).*

- *Herpes y herpes zóster. Si usted nunca ha tenido estos problemas, no se recomienda la prevención. Si tiene brotes frecuentes de herpes (varios al año) considere la supresión crónica con **aciclovir**, **valaciclovir**, o **famciclovir**. El herpes zóster no suele atacar más de una vez, pero cuando lo hace, la profilaxis es a veces necesaria (Pregunta 60). Hay disponibles vacunas de virus vivos para prevenir la varicela (Varivax) y el herpes zóster (Zostavax) y se pueden considerar en personas con recuentos de CD4 por encima de 200.*

61. ¿El VIH puede causar cáncer?

Las personas con infección por VIH presentan un riesgo aumentado de determinados tipos de cáncer, aunque son mucho menos comunes que las OI. Los tipos de cáncer más asociados con la infección por VIH se discuten aquí:

- **Sarcoma de Kaposi (KS) fue un gran problema durante los primeros años de la epidemia; afortunadamente, vemos muy poco ahora. Es causado por un virus, virus del herpes humano 8 (HHV-8), también conocido como virus del herpes asociado al sarcoma de Kaposi (HVSK). Por razones que no se entienden completamente, el KS se produce sobre todo en los hombres homosexuales y bisexuales. Por lo general hace que** aparezcan lesiones en la piel de color púrpura, pero también puede afectar a la boca, los pulmones, el tracto gastrointestinal y otros órganos. Los casos leves pueden ser tratados con terapias tópicas aplicadas sobre las lesiones de la piel, pero los casos más graves necesitan ser tratados con quimioterapia del cáncer. Aunque a menudo mejora con la terapia del VIH, el KS veces puede ocurrir incluso con altos recuentos de CD4.

- El linfoma no sucede a menudo, pero ocurre es un problema grave. El más frecuente es el linfoma no Hodgkin (NHL), pero las personas con VIH también presentan riesgo aumentado de enfermedad de Hodgkin y linfoma de Burkitt. El linfoma puede aparecer en cualquier lugar del cuerpo y se diagnostica mediante la extracción de un pedazo de tejido anormal (biopsia). Responde bien a la quimioterapia, pero el resultado depende del recuento de CD4. Estar en tratamiento efectivo con ART puede marcar la diferencia.

- El linfoma del sistema nervioso central primario (PCNSL), es un linfoma cerebral, es el cáncer que *menos* querría tener Afortunadamente, es poco probable que ocurra en personas con recuentos de CD4 por encima de 50. Se trata con la radiación, pero en los viejos tiempos, el pronóstico era lamentable. Las cosas están un poco mejor ahora, aún así, esto es una complicación temida de la enfermedad por VIH avanzada, debe evitarse con la toma de medicamentos.

- El cáncer de cuello uterino y cáncer anal son causados por el virus del papiloma humano (VPH), un virus de transmisión sexual que causa displasia (células anormales), que, con el tiempo, puede convertirse en cáncer si no se trata. Las mujeres deben hacerse la prueba de Papanicolaou para el diagnóstico de displasia y prevenir el cáncer. Actualmente se realizan pruebas de

Leucovorin (o ácido folínico)

Un fármaco usado para evitar la toxicidad de la médula ósea debido a la pirimetamina.

Aciclovir

Un medicamento utilizado para tratar el herpes simple y el virus de la varicela zoster.

Valaciclovir

Un medicamento utilizado para tratar el herpes simple y el virus de la varicela zoster.

Famciclovir

Un medicamento utilizado para tratar el herpes simple y el virus de la varicela zoster.

El cáncer de cuello uterino y cáncer anal son causados por el virus del papiloma humano (VPH), un virus de transmisión sexual que causa displasia (células anormales).

Sarcoma de Kaposi (KS)

Un tumor causado por un virus, más frecuente en personas con infección por VIH, especialmente varones homosexuales. Aunque por lo general afecta a la piel, el KS también puede afectar a otras partes del cuerpo, incluyendo el tracto gastrointestinal y los pulmones.

Virus del herpes humano -8 (HHV-8)

El virus que causa el sarcoma de Kaposi, síndrome de Castleman, y algunos linfomas raros. También llamado virus del herpes asociado al sarcoma de Kaposi (HVSK).

Sarcoma de Kaposi virus del herpes asociado al sarcoma de Kaposi (VHS)

Un nombre alternativo para herpesvirus-8 humano (HHV-8), que causa el sarcoma de Kaposi.

Linfoma no Hodgkin (NHL)

El tipo más común de linfoma en personas con infección por VIH.

Papanicolaou anal, sobre todo en las mujeres y los hombres homosexuales y bisexuales (pregunta 81). Todos los menores de 27 años de edad deben recibir la vacuna contra el VPH para ayudar a prevenir estos tipos de cáncer (pregunta 26).

He discutido los cánceres más frecuentes relacionados con el VIH, pero es posible que las personas VIH positivas estén en mayor riesgo de padecer también algunos de los cánceres más comunes. Al estar con ART probablemente ayuda; iniciar de manera temprana puede ayudar aún más. Asegúrese de que está al corriente de las pruebas de detección de cáncer según su edad estándar (colonoscopía, mamografía, antígeno prostático específico [PSA], etc.).

62. ¿Qué es la reconstitución inmunológica?

La reconstitución inmunológica se refiere a la reparación del sistema inmunológico con ART. Por lo general es algo bueno, excepto cuando lleva al **síndrome de reconstitución inmunológica (IRIS, por sus siglas en inglés)**, en la cual la capacidad recientemente adquirida del organismo de combatir infecciones crea problemas.

Usemos un MAC como ejemplo (pregunta 35) Usted no tendrá MAC a menos que su sistema inmunológico esté muy dañado, por lo general con un recuento de CD4 por debajo de 50. En ese momento, su sistema inmunológico es incapaz de combatir las bacterias del MAC que se están ejecutando rampante en el cuerpo. Sin embargo, si usted comienza ART cuando se tiene MAC, su sistema inmune puede recuperarse lo suficiente como para empezar a hacer su trabajo. Se formarán paredes alrededor de las bacterias, dando lugar a abscesos o ganglios linfáticos inflamados, dilatados. La respuesta inmune puede causar fiebre, sudores nocturnos y pérdida de peso.

Las IRIS pueden ocurrir con una variedad de organismos. Los más comunes son MAC y la tuberculosis, pero también puede ocurrir con CMV, la *Pneumocystis*, *Cryptococcus*, y otros. Las personas a veces tienen brotes de culebrilla o herpes después de empezar con ART. Incluso el sarcoma de Kaposi y la **leucoencelopatía multifocal progresiva** (**PML**), que también puede mejorar con ART, a veces empeora.

Por desagradable que puede ser el IRIS, es temporal y una señal de que su sistema inmunológico está recuperando. En casi todos los casos, debe continuar con los ART. Es importante averiguar lo que la OI subyacente es, por lo general con una biopsia, y luego tratarla. Los esteroides (prednisona) se utilizan a veces para ayudar a las personas a través de IRIS por embotamiento de la respuesta inmune al organismo al tiempo que permite a los ART suprimir el VIH. La dosis de prednisona puede bajarse gradualmente hasta que los síntomas desaparezcan.

63. ¿El VIH o la TAR me harán envejecer más rápido?

Han habido muchas opiniones recientemente sobre "envejecimiento acelerado" con la infección por el VIH. El término asusta y es un poco engañoso. Esto no significa que tendrá canas y arrugas antes, o que el proceso de envejecimiento global está siendo acelerado, o que usted está en un ritmo más rápido rumbo a la tumba. En cambio, se refiere al hecho de que algunas de las complicaciones del envejecimiento se están observando con más frecuencia o a una edad más temprana en algunas personas VIH positivas. Los ejemplos incluyen

Enfermedad de Hodgkin

Un tipo de linfoma que es más común en personas con VIH, pero es menos común que el linfoma no Hodgkin (LNH).

Linfoma de Burkitt

Un tipo de linfoma que es más común en personas con VIH, pero es menos común que el linfoma no Hodgkin (LNH).

Biopsia

Un procedimiento en el cual se extrae una muestra de tejido, ya sea con una aguja a través de la piel, a través de un endoscopio que se introduce en los pulmones o el tracto gastrointestinal, o mediante un procedimiento quirúrgico. La muestra se examina bajo el microscopio y / o se presenta para el cultivo de diagnóstico.

Linfoma del Sistema nervioso central primario (PCNSL)

Un linfoma que afecta al cerebro, se observa sólo en personas con enfermedad por VIH avanzada.

Cáncer cervical

Cáncer del cérvix (cuello del útero) causado por VPH.

Cáncer anal

Cáncer de ano causado por VPH.

Síndrome inflamatorio de reconstitución inmunológica (IRIS)

Una condición que a veces se produce en personas con niveles bajos de CD4 que inician el TAR en el cual el sistema inmune mejorado reacciona a los organismos (tales como MAC, la bacteria de la tuberculosis, u hongos), una enfermedad que causa, entre ellos fiebre, pérdida de peso, ganglios linfáticos inflamados, o abscesos.

enfermedades del corazón, osteoporosis, cáncer, y cambios en la función cerebral, incluyendo la demencia.

Hay muchas preguntas sin respuesta sobre el VIH y el envejecimiento, que es ahora objeto de una gran cantidad de especulaciones, así como de investigación científica:

1. *El envejecimiento prematuro, ¿está causado por el VIH, los ART o ambos? La mayor culpa la tiene el VIH. Las personas que empiezan ART con bajos recuentos de CD4 están en mayor riesgo de enfermedades del corazón, fracturas óseas, y deterioro cognitivo (enfermedad cerebral). Las personas que pasan mucho tiempo con altas cargas virales están en mayor riesgo de linfoma y otras complicaciones. El ART recorrió un largo camino hacia la prevención de las complicaciones a largo plazo del VIH, pero ya no está completamente actualizado, ya que el tratamiento con algunos fármacos puede aumentar el riesgo de enfermedad renal, pérdida de densidad ósea, y la aterosclerosis. Sabemos que los ART hacen "más bien que mal"*

2. *¿Cómo acelera el envejecimiento el VIH? Ya hablamos sobre la inflamación y activación inmunológica que tiene lugar con la infección por VIH (pregunta 9). Estas son las razones más probables para el aumento del riesgo de complicaciones de envejecimiento. Los ART reducen drásticamente estos procesos, lo que explica muchos de sus beneficios a largo plazo.*

3. *El VIH, ¿puede causar envejecimiento prematuro a pesar de la eficacia de los ART? Los ART demuestran claramente estos procesos, pero no sabemos si comenzar en forma temprana con los ART, a un recuento alto de CD4, eliminará por completo los riesgos a largo plazo. Las personas con ART tienen niveles mucho más bajos de inflamación y activación inmunológica que las personas sin tratamiento, pero sus niveles todavía pueden estar levemente más altos*

que en los VIH negativos. Vamos a necesitar más tiempo para averiguar si una persona con infección por VIH tratada de manera óptima puede esperar la misma calidad de vida que una persona sin infección por VIH.

Por ahora, la mejor manera de mantenerse saludable en la vejez es mantener su carga viral suprimida en tratamiento antirretroviral, y luego seguir todas las recomendaciones para convertirse en personas mayores sanas y vigorosas.

Leucoencelopatía multifocal progresiva (PML)

Una infección viral del cerebro causada por el virus JC, lo que resulta en el deterioro neurológico progresivo.

PARTE DIEZ

Síntomas

¿Qué puedo hacer respecto a las náuseas y la diarrea?

¿Qué sucede si padezco de gripe o resfriado?

¿Por qué me siento cansado?

Más.

Candidiasis Orofaríngea

La infección por cándida (levadura) afecta la boca y la garganta, incluyendo candidiasis, queilitis angular, y candidiasis eritematosa.

Cándida

Un hongo o levadura que es una causa común de culebrilla, esofagitis y vaginitis en personas con infección por VIH.

Leucoplasia vellosa oral (LVO)

Placas blancas indoloras, o "rayas", en los lados de la lengua causada por el virus de Epstein-Barr.

La candidiasis bucal y la LVO son condiciones bastante benignas, pero ambos indican que algo está mal con su sistema inmunológico.

64. ¿Qué sucede con mi boca?

La causa más común de problemas de boca y garganta es la **candidiasis oro faríngea** ("muguet"), una acumulación de *cándida* (una levadura u hongo común). La candidiasis es fácil de diagnosticar con un espejo y una linterna. Podrá ver manchas amarillentas-blancuzcas, similar a la cuajada, especialmente en el paladar y los lados de la boca, la parte posterior de la garganta, y las encías. Estas manchas se pueden raspar fácilmente. No confunda una especie de "capa" blanca en la lengua con candidiasis. La lengua es generalmente la última parte de la boca en infectarse, y tener una capa blanca en la lengua, sin otra evidencia de candidiasis, es generalmente normal..Es solo una "capa" en la lengua.

La Candidiasis oral también puede ser confundida con la **leucoplasia vellosa oral (LVO),** una condición causada por el **virus de Epstein-Barr (VEB),** que parece una la raya blanca en ambos lados de la lengua. A diferencia de la candidiasis, no puede rasparse. La *cándida* puede causar otros problemas de la boca, además de **candidiasis eritematosa** (enrojecimiento en el techo de la boca que a veces es doloroso) y **queilitis angular** (grietas en las comisuras de los labios).

Las úlceras dolorosas en la boca pueden ser causadas por virus, pero son más frecuentemente **úlceras por aftas.** "Aftosa" es una buena palabra para un concurso de ortografía que básicamente significa que no tenemos ninguna idea acerca de la causa. El diagnóstico de la mayoría de estas condiciones por lo general se basa en la mera apariencia; no son necesarias pruebas especiales.

La candidiasis bucal y la LVO son condiciones bastante benignas, pero ambos indican que algo está mal con su sistema inmunológico y que debería haber comenzado con los ART antes. La candidiasis bucal se trata con medicamentos antimicóticos: o fluconazol oral o medicamentos para tratar solamente las superficies, como **tabletas de clotrimazol** (pastillas) o enjuagues bucales con **nistatina**. Como es inofensivo, muy rara vez tratamos la LVO, excepto con ART.

Antes de pasar a otro tema, no olvide sus dientes y encías. Las personas con niveles bajos de CD4 tienen riesgo de infecciones graves en la boca. El cepillado, uso de hilo dental, y ver a un dentista e higienista oral con frecuencia son importantes para mantener sus dientes y encías en buen estado.

65. ¿Por qué me duele al tragar?

Hay dos términos médicos para los síntomas de la deglución: **disfagia** (dificultad para tragar) y **odinofagia** (dolor al tragar), pero la distinción es menos importante que la ubicación. ¿El problema está confinado a la parte posterior de la garganta (**faringe**), o se extiende hacia el tórax (**esófago**)? Para los síntomas en boca y garganta, vea la pregunta 64.

Cuando el problema esté en el pecho, puede ser un signo de esofagitis, una inflamación del esófago, el tubo que conecta la garganta con el estómago. La causa más común es la *cándida*, la misma levadura (hongos) que causa la candidiasis y **vaginitis**. Las personas con esofagitis por *cándida* generalmente tienen un recuento de CD4 inferior a 100. Dado que la *cándida* es la causa más común de esofagitis, el enfoque habitual es tratar con fluconazol y ver qué pasa. Si la causa es la *cándida*, podrá tragar con más facilidad en un día o dos. Si no es así, se necesita una **endoscopía**, un procedimiento ambulatorio en el cual un tubo flexible con una cámara se pasa desde la boca hasta el esófago para poder tomar imágenes y biopsias.

Otras causas de la esofagitis son el virus del herpes simple (HSV), el citomegalovirus (CMV), y las úlceras

SÍNTOMAS

Virus Epstein-Barr (EBV)

Un virus del herpes que causa la mononucleosis infecciosa ("mono"), la leucoplasia vellosa oral, y algunos linfomas.

Candidiasis Eritematosa

Una infección de la boca causada por *cándida* en la que el techo de la boca (paladar) se pone rojo y, a veces, resulta dolorosa.

Quelitis angular

Grietas en las comisuras de los labios, a veces causadas por *cándida*.

Úlceras aftosas

Úlceras dolorosas en la boca (estomatitis aftosa) o el esófago (esofagitis aftosa) que puede ocurrir en personas con VIH. La causa es desconocida.

La cándida es la causa más frecuente de esofagitis.

Clotrimazol Tabletas

Tabletas antimicóticas para tratar la candidiasis bucal.

Nistatina

Enjuague bucal antimicótico para tratar la candidiasis bucal.

Disfagia

Dificultad para tragar.

Odinofagia

Dolor al tragar.

Faringe

Garganta

Esófago

El tubo que conecta la boca y la garganta con el estómago.

Vaginitis

Infección o inflamación de la vagina.

Endoscopía

Un procedimiento médico en el que un tubo flexible se inserta en el esófago y el estómago a través de la boca, mientras el paciente está sedado, con el fin de tomar muestras o biopsias o para tratar una variedad de condiciones.

aftosas, cada uno de los cuales causa úlceras dolorosas en la pared del esófago. El tratamiento de estas condiciones depende de la causa. La *cándida* resistente a los medicamentos también puede causar esofagitis y debe ser tratada con otros medicamentos antifúngicos.

Por supuesto, las personas VIH positivas también pueden desarrollar los mismos problemas de esófago que las personas VIH negativas, incluyendo el reflujo esofágico, espasmos, o estenosis. Las píldoras pueden quedar atascadas e irritar el esófago, por lo que siempre debería tomar sus medicamentos con abundante agua.

66. ¿Qué puedo hacer respecto a las náuseas y la diarrea?

En las personas VIH positivas, los medicamentos pueden causar náuseas. La Zidovudina (AZT, *Retrovir, Combivir, Trizivir*) y algunos de los inhibidores de la proteasa más antiguos eran los agentes más comunes. Si comienza a tener náuseas ni bien empieza a tomar un nuevo medicamento, entonces esa es la causa. En algunos casos, las náuseas pueden mejorar con el tiempo o tomando las píldoras con la comida. Su médico también podrá recetarle medicamentos para las náuseas, pero si el problema persiste, quizás deba cambiar de medicación. Esto sería lo primero que sugeriría a alguien que esté tomando un fármaco desactualizado como el AZT. Si tiene náuseas, pero ni cambió ni agregó medicamentos recientemente, entonces es importante buscar la causa.

Los medicamentos también pueden causar diarrea, especialmente algunos de los PI más antiguos. La mejor manera de tratar la diarrea causada por la medicación, además de cambiar de medicamentos, es con suplementos de fibra diaria, como el psilio. No se sienta desanimado por la palabra "laxante" en el frasco. Los suplementos de fibra añaden volumen a las heces, lo cual es bueno cuando tiene diarrea o constipación. Si no funcionan, pregunte a su médico acerca de los medicamentos antidiarreicos de venta libre, o sobre realizar algunos cambios a su tratamiento.

Hay muchas causas infecciosas de la diarrea, incluyendo virus, bacterias y parásitos. Algunos organismos como *Cryptosporidium*, **microsporidia**, *Isospora* que causa **isosporiasis**), y la *Salmonella* son oportunistas: aparecen o son más severos debido a la inmunosupresión. La infección avanzada por VIH también puede causar diarrea. Si tiene diarrea prolongada que no está causada por los medicamentos, necesitará primero que lo evalúen: realizarse análisis de materia fecal y si estos son negativos, con un endoscopio (tubo flexible con una cámara) revisar desde arriba (endoscopía) desde abajo (**colonoscopía**), o ambos.

La diarrea causada por virus o intoxicación por alimentos generalmente mejora en pocos días, pero consulte a un médico si tiene diarrea persistente o fiebre, dolor abdominal, sangre en las heces o mareos. Cuando tenga diarrea ingiera una dieta blanda con productos lácteos, e hidrátese, hidrátese, ¡hidrátese!

Comentario de Mike:

Los suplementos de fibra funcionan. Funcionan para la diarrea causada por PI, y también para la constipación causada por los suplementos de calcio. Algunos tipos tienen mejor sabor y funcionan mejor que otros. El que estoy usando ahora es muy sabroso. Lo tomo tanto con mis medicamentos de la mañana como de la noche. Ni las cápsulas ni los masticables funcionan tan bien para mí como el polvo al que le agrego un vaso de agua. Encontré algunas marcas que me gustan, y cambio los sabores antes de cansarme de alguno. Si me salteo una porción, puedo darme cuenta porque el cambio no es para mejor.

SÍNTOMAS

Cryptosporidium

El parásito que causa la criptosporidiosis, que puede causar diarrea crónica en personas inmunodeprimidas. El organismo se puede encontrar en el agua contaminada o transmitirse de persona a persona.

Microsporidia

Una variedad de parásitos oportunistas que causan diarrea crónica en personas con niveles bajos de CD4.

Isosporiasis

Es una enfermedad causada por el parásito *Isospora belli*, que causa diarrea crónica en personas con niveles bajos de CD4. Poco común en los Estados Unidos y otros países desarrollados.

Salmonella

Un grupo de bacterias que pueden causar diarrea severa, fiebre e infecciones sanguíneas.

Colonoscopía

Un procedimiento médico en el cual se inserta un tubo flexible en el recto y el colon a través del ano, mientras el paciente está sedado, con el fin de detectar anomalías y tomar biopsias.

Broncoespasmo (o vías aéreas reactivas)

La tendencia de los bronquios (vías respiratorias en los pulmones) para constreñir (estrechar), causando dificultad para respirar o tos. Esta puede ser crónica (en pacientes con asma, por ejemplo) o temporal, a raíz de una infección respiratoria superior.

67. ¿Qué hago respecto a la tos y falta de aliento?

Las causas posibles de la tos o falta de aliento dependerán de su recuento de CD4. Si está muy por encima de 200, entonces la lista es esencialmente la misma que tendría una persona VIH negativa. La tos puede deberse a un resfrío común, bronquitis, neumonía, asma, tabaquismo, el uso de algunos medicamentos, o reflujo esofágico (acidez estomacal que va al esófago en vez de quedarse en el estómago). La falta de aire puede deberse al asma, neumonía, anemia o acidosis (acumulación de ácidos en la sangre). El tipo de tos que tendría con un resfrío común o bronquitis generalmente no requiere medicación (Pregunta 68). Si recientemente tuvo un resfrío y ahora tiene esa tos molesta que empeora cuando se ríe, hace ejercicio o toma frío, puede tener **broncoespasmo** (o **vías aéreas reactivas**), que pueden tratarse con un broncodilatador inhalante como el albuterol.

Lo mismo ocurre si su recuento de CD4 es bajo, excepto que ahora hay una lista más larga de causas posibles. Si su recuento es inferior a 200, puede tener PCP. Con un recuento menor a 100, hay riesgo de neumonía causada por *Cryptococcus*, *Toxoplasma*, o *Histoplasma*, que son menos frecuentes que el PCP (Pregunta 54). Las personas VIH positivas tienen un mayor riesgo de TB en cualquier recuento de CD4, y el riesgo aumenta a medida que el CD4 baja (Pregunta 59).

Nunca debe ignorar la falta de aire o cualquier cambio en su capacidad de hacer ejercicio.

Debe consultar a un médico si tiene tos severa que no mejora con el tiempo, fiebre alta, dolor en el pecho al respirar profundo, o tose sangre. Nunca debe ignorar la falta de aire o cualquier cambio en su capacidad de hacer ejercicio. Si está exhausto luego de subir algunos escalones, pero podía hacerlo hace unos meses necesita controlarse.

68. ¿Qué sucede si padezco de gripe o resfriado?

Las personas VIH positivas se engripan o resfrían al igual que todo el mundo. Los síntomas y la duración de la enfermedad son los mismos, y no hay un riesgo aumentado de complicaciones. Esto se debe a que los virus que causan el resfrío y la gripe están controlados por el **sistema** (mediado por anticuerpos) **immunológico humoral**, en vez de por el sistema inmunológico celular que usa las células CD4 y está dañado por el VIH.

Por este motivo no necesitará nada especial si está resfriado, solamente descansar, tomar líquidos y medicamentos de venta libre para paliar los síntomas. Estos medicamentos no interactúan con las drogas para el VIH, y es poco probable tener algo mejor con una receta. *¡No necesita antibióticos!* Su enfermedad está causada por un virus, los antibióticos solo matan bacterias. Muchas veces son recetados como placebos para mantener contentos a los pacientes y hacer que regresen. Esto contribuye a un problema enorme de resistencia farmacológica mundial. Esto aplica a la **bronquitis** y a muchas formas de **sinusitis** e inflamación de garganta. Los estudios demuestran que los antibióticos no son mejores que el placebo en el tratamiento de la bronquitis. Los medicamentos para la tos y a veces un broncodilatador inhalado pueden ayudarlo a sentirse mejor, pero como en el resfrío común, solo debe esperar que se le pase. La garganta irritada precisa antibióticos solamente si es por el estreptococo grupo A (**garganta con estreptococo**) o gonorrea, pero de otra forma es viral y debe tratarse con píldoras para la garganta. La mayoría de las personas con resfrío tienen congestión sinusal en algún punto. La sinusitis debe tratarse solo con antibióticos si es severa o prolongada. Cuando un adulto tenga dolor de oídos durante un resfrío, rara vez será una infección, generalmente es solo congestión de las trompas de Eustaquio,

SÍNTOMAS

Sistema inmunológico humoral

La parte del sistema inmunológico que usa anticuerpos para combatir la infección. Se ve menos afectada por la infección por el VIH que el sistema inmune celular.

Bronquitis

Una infección de los bronquios (vías respiratorias), por lo general causada por una infección viral y que ocurre a menudo después de un resfriado común.

Sinusitis

Una infección de los senos paranasales, que son espacios de aire en la cabeza conectados a los conductos nasales.

Faringitis estreptocócica

El término común para la *faringitis estreptocócica*, una infección bacteriana de la garganta causada por *estreptococos* del grupo A beta-hemolítico.

tratable con descongestivos. Si quiere tener antibióticos para tratar infecciones bacterianas graves, necesitará
dejar de tomarlos para tratar infecciones virales que
mejorarán por su cuenta.

Neumonía

Una infección de
los espacios de aire
de los pulmones,
que puede ser cau-
sada por una varie-
dad de organismos
infecciosos.

La única infección que *queremos* tratar con antibióticos
es la **neumonía**, que generalmente es alguna combinación de fiebre, tos, dolor en el pecho y/o falta de aire. Se
sentirá mucho peor que el resfrío común o la bronquitis.
No hay *ninguna* evidencia que avala el uso de antibióticos para evitar que un resfrío "se vaya al pecho" o "pre-
venga neumonía". Son enfermedades completamente
diferentes.

Tome un antigripal cada otoño. Si tiene verdadera gripe
durante la temporada, el uso de antigripales puede
acortar el curso de la enfermedad pero solo si los utiliza
durante los primeros días.

69. ¿Por qué estoy perdiendo peso?

En los viejos tiempos, antes de la aparición de los eficaces ART, la pérdida de peso era casi universal mientras
el SIDA avanzaba, y muchos pacientes se marchitaban
sin hacer nada antes de morirse. La pérdida de peso es
poco frecuente ahora que tenemos terapias eficaces para
la infección por VIH, y generalmente está causada por
algo más. Aquí hay algunas causas frecuentes, tratables
de la pérdida de peso:

1. *Infección por VIH sin tratamiento. Si está perdiendo
   peso por la infección por VIH, puede necesitar ART.
   La pérdida de peso tiene más probabilidades de
   ocurrir si tiene una carga viral alta.*

2. *Hipogonadismo. Los hombres con poca testosterona
   pueden perder peso (pregunta 51) Controle su función tiroidea mientras esté tomando TSH (hormona
   estimulante de la tiroides).*

3. *Depresión. Es una causa frecuente de pérdida de peso, porque las personas deprimidas a menudo pierden el apetito (Preguntas 82 y 83).*

4. *Lipoatrofia. Generalmente no causa la pérdida total del peso corporal, pero puede hacerlo lucir como si hubiera bajado de peso. (Pregunta 46).*

5. *Desórdenes gastrointestinales. Los problemas en el esófago pueden dificultar tragar, las náuseas y vómitos pueden complicar la absorción de los alimentos, también puede tener problemas con la absorción de nutrientes en el intestino delgado.*

En el pasado usábamos esteroides anabólicos para ayudar a las personas a ganar masa muscular a medida que se iban marchitando por el SIDA. No era la solución al problema, pero ayudaba a controlar los síntomas. Ya no vemos estos casos, pero sí vemos hombres que quieren usar al VIH como excusa para tener músculos más grandes sin tener que pasar mucho tiempo en el gimnasio. Esta *no* es una buena idea. Si yo pensara que los esteroides anabólicos son seguros, ¡*estaría* desgarrado!

70. ¿Por qué me siento cansado?

La fatiga es frecuente en las personas con VIH SIDA, Y entre las personas con VIH negativo también. Por esto, yo también estoy cansado, ¡y todavía me faltan 30 preguntas más! Si está cansado, de manera poco usual, considere las posibles causas:

- *Depresión. Esta puede ser la causa más habitual del cansancio. Las personas con depresión no tienen energía, pero también tienen otros síntomas, que veremos en la pregunta 82.*

- *Insomnio o apnea del sueño. No dormir lo suficiente por las noches obviamente lo dejará cansado y somnoliento durante el día.*

- *Anemia. Además del cansancio, las personas con anemia pueden estar pálidas, mareadas y faltas de aire. Las causas pueden ser la medicación, especialmente zidovudina (AZT, Retrovir, Combivir, Trizivir), deficiencias en la dieta, y complicaciones relacionadas con el VIH La anemia es fácil de diagnosticar por medio de un análisis sencillo de sangre, pero se necesitan más pruebas para determinar la causa.*

- *Deficiencias hormonales. Estos incluyen niveles bajos de Deficiencias hormonales. Estos incluyen niveles bajos de testosterona (hipogonadismo), deficiencia de la hormona tiroides (**hipotiroidismo**), e insuficiencia adrenal (Pregunta 51).*

- *Medicamentos. Se sabe que la zidovudina causa fatiga aunque no esté causando anemia. El Efavirenz (Sustiva, Atripla) también, especialmente en las primeras semanas si le causa molestias en el sueño con muchos sueños vívidos (Pregunta 52).*

- *Acidosis láctica. Este es un efecto colateral poco frecuente pero grave de la estavudina (d4T, Zerit), la zidovudina, y probablemente la didanosina (ddI, Videx). La acidosis láctica causa también otros síntomas, que explicaremos en la pregunta 45.*

- *Infección por VIH. La fatiga es común en las personas con carga viral alta y recuentos de CD4 altos y/o bajos, o cuando hay debilitamiento excesivo.*

Como virtualmente todas las causas de fatiga son tratables, es importante realizar el diagnóstico. La fatiga no es algo con lo que debería vivir.

71. ¿Puede el VIH afectar mi piel?

Los problemas de la piel pueden estar causados por el VIH, por complicaciones del VIH, y por los medicamentos. Es difícil hablar de problemas de la piel en un libro sin imágenes en color, y no tenemos espacio para

---

La anemia es fácil de diagnosticar con un simple recuento sanguíneo.

Hipotiroidismo

Una deficiencia en la hormona tiroides.

hablar sobre el tratamiento. Si usted está teniendo problemas de la piel, consulte a su médico o a un dermatólogo. He aquí una lista incompleta de las cosas que pueden salir mal con la piel:

- **Los abscesos ("forúnculos") son frecuentes debido al carácter epidémico del *Staphylococcus aureus* resistente a la penicilina (MRSA). Generalmente hay que abrirlos y drenarlos. Es importante realizar un cultivo de pus primero para poder elegir el antibiótico adecuado.**

- **Las reacciones suelen comenzar con un sarpullido rojizo y que pica. Pueden ser causados por los NNRTI, algunos PI, especialmente fosamprenavir (*Lexiva*) y darunavir (*Prezista*, *Prezcobix*), trimetoprim-sulfametoxazol, y muchos otros medicamentos.**

- **La foliculitis causa comezón y ronchas rojas en las zonas donde hay pelo. Puede estar causada por una bacteria, *Demodex* mites, o puede ser "eosinofílico", una palabra usada para describir el tipo de células que se observan en una biopsia.**

- **El herpes simple puede afectar a los labios, los genitales, la zona alrededor del ano, u otras partes de la piel. Provoca ampollas pequeñas y dolorosas que se abren y se transforman en úlceras superficiales sobre una base roja.**

- **El sarcoma de Kaposi causa lesiones elevadas de color púrpura en la piel o en la boca (Pregunta 61).**

- **Las lesiones por *Molluscum contagiosum* son elevadas, de color piel, como protuberancias carnosas con pequeñas hendiduras en el medio. Pueden ocurrir en cualquier lugar, pero son especialmente comunes en los genitales, la cara y el cuello.**

- **Las infecciones oportunistas pueden causar problemas cutáneos, incluyendo criptococcosis, histoplasmosis y *Bartonella* (angiomatosis**

SÍNTOMAS

Abscesos

Las colecciones de pus (organismos infecciosos y glóbulos blancos) en la piel ("forúnculo") u otras partes del cuerpo.

Estafilococo Aureus resistente *a la meticilina* (MRSA)

Una bacteria resistente a los medicamentos que causó tradicionalmente una enfermedad grave en pacientes hospitalizados, gravemente enfermos, pero que recientemente se ha convertido en una causa común de enfermedad de la piel, incluyendo abscesos (MRSA).

Foliculitis

La infección de los folículos del pelo y la piel que los rodea.

Molluscum contagiosum

Bultos o protuberancias color carne en la piel que son causadas por un poxvirus y se pueden transmitir sexualmente.

151

Bartonella

Una bacteria que puede causar enfermedad de la piel (angiomatosis bacilar) o enfermedad del hígado (peliosis hepática) en personas con VIH.

Angiomatosis Baciliaria

Una enfermedad de la piel causada por la bacteria *Bartonella*, que causa lesiones de color púrpura en la piel; a veces confundido con el sarcoma de Kaposi.

Prurigo nodularis

Una condición caracterizada por comezón y ronchas en la piel, visto con mayor frecuencia en personas con VIH.

Psoriasis

Una condición de la piel que causa placas secas, escamosas, con picazón en la piel que puede empeorar con la inmunosupresión debido a la infección por el VIH.

Sarna

Una condición de la piel con picazón causada por un ácaro que excava bajo la piel y se pueden propagar a otras personas por contacto cercano.

baciliaria). Una biopsia de piel es generalmente la mejor manera de hacer el diagnóstico.

- Prurigo nodularis suena exótico, pero es solo una manera de nombrar a las ronchas en latín. Puede ser una reacción a rascarse demasiado durante un largo período de tiempo.
- La psoriasis puede empeorar o aparecer por primera vez en personas con recuentos bajos de CD4 Causa ronchas rojizas que pican, especialmente en los codos, rodillas y nalgas.
- La sarna aparece a causa de un ácaro común de la piel. Causa picazón intensa, especialmente durante las noches. Una ubicación frecuente es la palma de las manos y entre los dedos. Puede ser grave en personas con bajos recuentos de CD4.
- La dermatitis seborreica provoca una erupción escamosa, roja en la cara, especialmente en los pliegues de las mejillas y alrededor de las cejas.
- La sífilis secundaria puede causar una variedad de erupciones, incluyendo protuberancias de color rojo, a veces en las palmas y plantas (pregunta 89)
- El herpes zóster es la reactivación del virus de la varicela zoster (VZV), el virus de la varicela, en la piel sobre un solo nervio. Causa ampollas dolorosas en una zona confinada, similar a una banda en un lado del cuerpo.

72. ¿Por qué me duele la cabeza?

Si el recuento de CD4 es superior a 100 y tienes un dolor de cabeza, es probable que sea debido a una de las causas habituales, dolor de cabeza tensional, migraña o dolor de cabeza sinusal. Una **cefalea tensional** se siente como una opresión o constricción en forma de banda, tiende a aparecer a medida que avanza el día, y está presente en ambos lados de la cabeza. Una **migraña** puede ocurrir en cualquier momento del día, a menudo está presente en un lado de la cabeza, puede ser pulsátil, y puede incluir cambios visuales o náuseas. Las personas con **dolor de cabeza sinusal** tienen congestión nasal, sensación de plenitud o presión por debajo de los ojos o en la frente, y moco espeso y a veces abundante.

Si el recuento de CD4 es inferior a 100 y usted tiene un dolor de cabeza, sobre todo un dolor de cabeza crónico que empeora gradualmente, posiblemente con fiebre o rigidez en el cuello, debe realizarse pruebas de meningitis criptocócica (Pregunta 57). Un simple análisis de sangre, el antígeno del criptococo en suero, determinará si es probable que tenga meningitis criptocócica. Si es positivo, se necesita una punción lumbar inmediata para confirmar el diagnóstico y para ayudar a determinar la gravedad. Otros tipos de meningitis (bacteriana, *Listeria*) son mucho menos comunes, pero vienen de manera más repentina. También pueden comenzar con un dolor de cabeza y fiebre.

Si también tiene cambios neurológicos (convulsiones, debilidad o entumecimiento en un lado del cuerpo, problemas de coordinación, o cambios mentales), usted podría tener una masa en el cerebro, por lo general causada por toxoplasmosis (Pregunta 56) un linfoma cerebral. El primer paso sería una resonancia magnética del cerebro con contraste inyectado a través de la vena. La leucoencefalopatía multifocal progresiva (LMP), que está causada por el **virus JC**, también puede causar síntomas neurológicos, pero es menos probable que cause un dolor de cabeza.

Dermatitis seborreica

Una condición común de la piel que causa descamación en la cara, especialmente alrededor de las cejas y en los pliegues de las mejillas.

Cefalea tensional

Dolor de cabeza causado por tensión muscular.

SÍNTOMAS

Si el recuento de CD4 es inferior a 100 y usted tiene un dolor de cabeza, sobre todo un dolor de cabeza crónico que empeora gradualmente, posiblemente con fiebre o rigidez en el cuello, debe realizarse pruebas de meningitis criptocócica.

Migraña (Cefalea migrañosa) Dolor de cabeza

Un fuerte dolor de cabeza, a menudo en un lado de la cabeza, a veces acompañado de cambios en la visión o náuseas

Cefalea sinusal

Un dolor de cabeza causado por la congestión de los senos paranasales (Ver **sinusitis**).

La causa más común de pérdida de la memoria es la depresión, que a veces se parece mucho a la demencia.

Listeria

Una bacteria transmitida por los alimentos que pueden causar meningitis y otras infecciones. Aunque no es común, el riesgo de contraer Listeria es mayor en personas con VIH.

Virus JC

La causa de la leucoencefalopatía multifocal progresiva (LMP).

73. ¿Puede el VIH afectar mi sistema nervioso?

La infección por VIH puede causar un caos en su sistema nervioso. El virus entra en el cerebro y el líquido cefalorraquídeo y puede llevar a muchas complicaciones desagradables, algunas de las cuales son permanentes. La forma de prevenir estos problemas es tomar ART lo antes posible luego del diagnóstico. Voy a debatir el enfoque de algunos de los síntomas neurológicos:

- *Dolor de cabeza. Ver Pregunta 72.*

- *Pérdida de memoria o cambios de personalidad. La causa más común de pérdida de la memoria es la depresión, que a veces se parece mucho a la demencia. Es posible determinar la diferencia con pruebas especiales de memoria y cognitivas (**pruebas neuropsicológicas**), pero si hay cualquier pregunta, un par de semanas de tratamiento con un antidepresivo puede ayudar a solucionar el problema (preguntas 82 y 83). Si usted está experimentando pérdida de la memoria, pero no está deprimido, entonces es importante averiguar si usted tiene la demencia por VIH u otras complicaciones cerebrales relacionadas con el VIH.*

- *Dolor o adormecimiento de los pies y piernas. La causa más común de la neuropatía periférica es la toxicidad de estavudina (d4T, Zerit) o didanosina (ddI, Videx). El VIH sin tratamiento puede causar también esto. El tratamiento es empezar a tomar un régimen antirretroviral que no incluye estavudina o didanosina (pregunta 45).*

- *Convulsiones. Cualquier persona que tenga una convulsión por primera vez, debe ir a una sala de emergencias. Se le pedirá una tomografía computarizada o resonancia magnética del cerebro para buscar masas o lesiones.*

- *Debilidad, problemas de coordinación, marcha inestable, o incontinencia. Dependiendo de la localización de los síntomas, se necesita una resonancia magnética del cerebro y / o de médula espinal.*

Pruebas neuro psicológicas

Una serie de pruebas, generalmente realizadas por un psicólogo o neurólogo, para evaluar la memoria y capacidades del pensamiento. Se puede utilizar para diagnosticar la demencia, o para determinar si una persona tiene depresión o demencia.

SÍNTOMAS

PARTE ONCE

Problemas femeninos, embarazo y niños

¿Por qué la infección por VIH es diferente para las mujeres?

¿Qué sucede si quiero quedar embarazada?

¿Qué sucede si mi hijo es VIH positivo?

Más.

74. ¿Por qué la infección por VIH es diferente para las mujeres?

La infección por VIH en mujeres es parecida a la infección en hombres, pero hay algunas diferencias notorias. Los varones VIH positivos tienden a tener una carga viral menor que los VIH positivos al mismo recuento de CD4. Esto no debería afectar la decisión de cuando comenzar el tratamiento, ahora que el tratamiento está recomendado para todos.

Algunos estudios sugieren que las mujeres con VIH positivo mueren antes que los hombres, pero esto se debe a las demoras en el diagnóstico. Las mujeres en riesgo de VIH a veces tienen menor acceso al sistema de salud. Si fueron infectadas por contagio heterosexual, pueden no darse cuenta de que están en riesgo y evitar las pruebas. Las mujeres con diagnóstico y tratamiento por VIH viven tanto como los hombres, más, dado que las mujeres tienden a sobrevivir a los hombres.

Las mujeres responden bien a los ART. No hay medicamentos para el VIH que no puedan utilizarse en las mujeres o recomendados especialmente para las mujeres.

Las mujeres responden bien a los ART. No hay medicamentos para el VIH que no puedan utilizarse en las mujeres o recomendados especialmente para las mujeres, pero hay algunas cuestiones específicas de género para tener en cuenta. La Nevirapina (*Viramune*) tiene más probabilidades de causar toxicidad hepática en mujeres que en hombres, y no se recomienda para las mujeres que inician el tratamiento con recuentos de CD4 por encima de 250. El efavirenz (*Sustiva*, *Atripla*) puede causar defectos de nacimiento si se administra durante el primer trimestre del embarazo, por lo que generalmente lo evitamos en las mujeres que están tratando de quedar embarazada o que no están tratando de impedir un embarazo (pregunta 76). Algunos IP y NNRTI puede disminuir la eficacia de las pastillas anticonceptivas, haciéndolas poco confiables. Las mujeres que toman medicamentos que interactúan con las píldoras anticonceptivas deben usar un método anticonceptivo adicional, como condón o diafragma.

75. ¿Por qué el VIH ocasiona problemas ginecológicos?

Hay una serie de problemas ginecológicos comunes que pueden ser más frecuentes o graves en las mujeres VIH positivas. La *Cándida vaginitis* (una infección vaginal causada por la *Cándida,* una levadura común) es un buen ejemplo. A veces la candidiasis grave o más frecuente es el primer signo de inmunosupresión en las mujeres VIH positivas. La vaginitis puede tratarse con agentes antifúngicos tópicos o con fluconazol oral.

La **Vaginosis bacteriana,** una infección bacteriana que provoca secreción vaginal, también es más común en las mujeres con VIH. La **enfermedad inflamatoria pélvica (EIP),** una infección de las trompas de Falopio y el útero causada generalmente por infecciones de transmisión sexual, a veces puede ser más grave requerir cirugía en mujeres VIH positivas.

Al igual que en los hombres, el herpes genital puede ser más grave o repetirse con más frecuencia a medida que cae el recuento de CD4. Causa úlceras genitales dolorosas que deben ser tratadas con medicamentos anti-herpes. El herpes genital puede aumentar la carga viral y puede hacer que sea más fácil transmitir el VIH. Las mujeres que tienen brotes de herpes frecuentes deben tomar medicamentos diariamente para prevenirlos. Las mujeres VIH positivas también pueden desarrollar úlceras genitales idiopáticas, úlceras donde no se encuentra la causa. Son similares a las aftas en la boca y esófago (preguntas 64 y 65). Por lo general ocurren en mujeres con recuentos de CD4 muy bajos y se tratan mejor con ART, junto con el consejo de un ginecólogo que es

Vaginosis bacteriana

Una infección bacteriana que provoca secreción vaginal.

Enfermedad inflamatoria pélvica (EIP)

Una infección grave de las trompas de Falopio y el útero por lo general causada por infecciones de transmisión sexual, en especial gonorrea y clamidia.

también un experto en el tratamiento de mujeres VIH positivas.

El virus del papiloma humano (VPH) (Pregunta 81) causa verrugas genitales, displasia cervical y cáncer cervical.

Comentario de Rose:

Antes de que me diagnosticaran estuve luchando contra las infecciones por hongos durante 2 años, pero los médicos no repararon en eso. Después de que me diagnosticaron, me enteré de que las infecciones por levaduras frecuentes o graves pueden ser un signo de infección por VIH en las mujeres. También tuve la prueba de Papanicolaou anormales causadas por el virus del papiloma humano. El VIH me pone en mayor riesgo de tener problemas cervicales que otras mujeres La criocirugía no funcionó, me tuve que hacer una biopsia de cono donde cortaron las células malas del cuello uterino, como si vaciaran una manzana. Es importante que las mujeres VIH positivas se realicen exámenes pélvicos y citologías vaginales regulares.

76. ¿Qué sucede si quiero quedar embarazada?

El embarazo es una opción completamente realista para las mujeres VIH positivas ahora que podemos tratar el VIH con eficacia y prevenir infecciones en el bebé. Sin embargo, el embarazo debe ser planeado y supervisado cuidadosamente en las mujeres VIH positivas.

Todas las mujeres embarazadas deben estar en tratamiento antirretroviral, lo ideal sería comenzar antes de quedar embarazadas. Los ART son una *necesidad* después del primer trimestre ya que la transmisión al bebé es extremadamente poco probable si la carga viral de la madre es indetectable en el parto. Hay muchas opciones

El embarazo es una opción completamente realista para las mujeres VIH positivas ahora que podemos tratar el VIH con eficacia y prevenir infecciones en el bebé.

de tratamiento recomendadas para las mujeres embarazadas. El régimen debe incluir una base de nucleósidos, por lo general *Truvada* o *Epzicom*. (la Zidovudina / lamivudina también está en la lista recomendada, pero las mujeres embarazadas sufren de náuseas ¡ya suficiente sin tener que padecer con AZT!) Se debe combinar ya sea con un PI potenciado, atazanavir (*Reyataz*) o darunavir (*Prezista*) potenciado con ritonavir (*Norvir*), o raltegravir (*Isentress*), el inhibidor de la integrasa recomendado.

Debido a que puede causar defectos de nacimiento, le recomendamos a las mujeres no quedar embarazada si se está tomando efavirenz (*Sustiva*, *Atripla*). Sin embargo, es muy utilizado en las mujeres jóvenes que viven en entornos con recursos limitados. Incluso en los Estados Unidos, donde tenemos mucho más abogados que se dedican a la mala praxis, no hay razón para cambiar el efavirenz una vez sise queda embarazada, ya que la ventana para el defecto de nacimientos (defectos del tubo neural) ya se ha cerrado. De hecho, el efavirenz es el NNRTI recomendado en el embarazo, pero sólo después de las primeras 8 semanas. La cesárea electiva se utiliza a veces para reducir aún más el riesgo de transmisión al bebé, pero sólo es necesario si la carga viral es detectable en el momento del parto.

Si su pareja es VIH negativo, usted debe estar en tratamiento antirretroviral con una carga indetectable antes de intentar concebir de forma natural, para protegerse de la infección. A falta de eso, se puede recurrir a la inseminación artificial, ya sea realizada por un médico o en casa utilizando el método de "la pipeta", en el que el semen de la pareja se introduce en la vagina usando una jeringa para evitar las relaciones sexuales Las parejas masculinas VIH negativas podrían considerar PrEP (preguntas 13, 86), mientras tratan de concebir, aunque muchos expertos (entre ellos yo) creo que esto es una exageración si su carga viral es indetectable.

Las mujeres VIH positivas que deseen quedar embarazadas deben hablar con su especialista y un obstetra-ginecólogo con experiencia en VIH. Hay muchos otros asuntos que discutir además de los ART, incluyendo la anticoncepción segura, la planificación del parto, la lactancia materna, y la atención médica para el bebé, sólo para nombrar algunos.

Comentario de Rose:

Mi sueño siempre fue tener una gran familia, pero me daba vergüenza hablar con los médicos acerca de tener más hijos porque era positiva. Mi segundo hijo se contagió porque no sabía que era positiva durante mi embarazo. Mi siguiente hijo fue negativo porque tomé la terapia antirretroviral, pero yo tenía miedo de tener más hijos, entonces me hice ligar las trompas. Luego me volví a casar y quise otro hijo con mi nuevo marido. Comencé a hablar con los médicos sobre embarazo. Como tenía ligadas las trompas no era fácil, pero finalmente encontré un médico de fertilidad que accedió a hacerlo.

Luego, tuvimos que hablar sobre cómo quedar embarazada sin poner en riesgo a mi marido VIH negativo. Se utilizó el método de la "pipeta", que es la inseminación artificial hecha en casa. A los 3 meses ya estaba embarazada. Como yo estaba tomando terapia antirretroviral y tenían una carga viral indetectable, sabía que había muy poco riesgo de tener otro bebé infectado. Soy una madre fantástica, y planeo estar con mi familia durante mucho tiempo.

77. ¿Cómo puedo tener un hijo con una mujer VIH negativa?

La concepción es un poco más complicada cuando la pareja masculina es positiva porque la transmisión de hombre a mujer es más común que a la inversa. Tener una carga viral indetectable con ART es lo más importante que puede hacer para prevenir la transmisión, y muchos creen que elimina el riesgo por completo, aunque todavía hay algunas preocupaciones teóricas.

Antes de tener la capacidad de suprimir totalmente la carga viral, y de darnos cuenta de lo efectivo que era para prevenir la transmisión, algunas parejas utilizan el **lavado de esperma,** que consiste en separar los espermatozoides del semen y en la inseminación de la mujer VIH negativa únicamente con el esperma. El procedimiento es eficaz, pero disponible sólo en unos pocos centros médicos y es muy caro.

Lavado de esperma

Una técnica en la que los espermatozoides se separan del esperma para disminuir el riesgo de transmisión del VIH de una mujer durante la concepción.

Si no se siente cómoda dependiendo enteramente de los beneficios de la prevención de una carga viral indetectable, hay algunas cosas adicionales que se pueden hacer para reducir el riesgo aún más. Las relaciones sexuales pueden programarse con la parte más fértil del ciclo de ovulación mediante pruebas de ovulación caseras. Además, la mujer puede considerar el uso de la profilaxis pre-exposición (PrEP) al intentar concebir (pregunta 13). Para esto, usted necesita una receta médica y el asesoramiento de un experto.

Si *ambas* partes están infectadas, el problema es mucho menor. El estado de VIH del padre es irrelevante en lo que respecta al bebé, porque un niño sólo puede infectarse por vía materna.

78. ¿Qué sucede si mi hijo es VIH positivo?

Transmisión padre a hijo

La transmisión del VIH de la madre al hijo durante el final del embarazo, trabajo de parto o la lactancia.

Un debate a fondo de VIH en niños va más allá del alcance de este libro, que está escrito para los adultos VIH positivos. Los niños y adolescentes pueden infectarse ya sea a través de **transmisión madre a hijo** al final

El diagnóstico de los bebés es complicado debido a que llevan los anticuerpos del VIH de la madre durante un máximo de 18 meses, independientemente de si están realmente infectados.

Reacción en cadena de la polimerasa (RCP)

Una técnica de laboratorio utilizado para detectar o cuantificar el ADN o ARN de un organismo infeccioso para fines de diagnóstico.

Sin tratamiento, muchos bebés VIH positivos se pueden enfermar dentro del primer año de vida.

del embarazo, en el parto o la lactancia, o por las vías habituales de transmisión (sexual o uso de drogas).

Afortunadamente, la transmisión de madre a hijo se ha vuelto poco común en los Estados Unidos debido a la prueba de rutina de las mujeres embarazadas y al uso de la terapia antirretroviral durante el embarazo. El diagnóstico de los bebés es complicado debido a que llevan los anticuerpos del VIH de la madre durante un máximo de 18 meses, independientemente de si están realmente infectados. Debido a que los análisis de sangre estándar no son útiles, se usa la **reacción en cadena de la polimerasa (RCP)** en sangre se utiliza para encontrar el virus. También, los recuentos de CD4 que indican la inmunosupresión en los niños menores de 5 años son más altos que los de los niños mayores y los adultos.

Sin tratamiento, muchos bebés VIH positivos se pueden enfermar dentro del primer año de vida. Muchas veces, pueden estar bien durante varios años, y no enfermarse hasta que entran a preescolar o primaria. Los niños con VIH no tratados pueden no aumentar de peso o no crecer normalmente, y pueden tener problemas neurológicos que causen retraso en el desarrollo mental, bajo rendimiento escolar, o parálisis cerebral.

El tratamiento de los niños es similar al tratamiento de los adultos. Sin embargo, no todos los medicamentos vienen en formas que los niños pueden tragar, y no hay tantos estudios sobre el tratamiento de niños como en los adultos.

Los adolescentes con VIH pueden ser especialmente difíciles, ¡aún más difíciles que los adolescentes *sin* infección por el VIH! Cuestiones tales como la adherencia al tratamiento, el estigma, la discriminación, la divulgación, la depresión, el abuso de sustancias, y la prevención adicional de la transmisión pueden ser especialmente desalentadoras en esta etapa de la vida. Los adolescentes con VIH necesitan ser tratados por los especialistas que son expertos tanto en la infección por VIH como en medicina del adolescente.

Comentario de Rose:

Me enteré de que estaba infectada cuando mi hija dio positivo 2 meses después de nacer. Fue entonces cuando supe que el hombre estaba casado con estaba en alto riesgo. Cuando descubrí que mi hija estaba infectada, mi propio cuidado de la salud no importaba; lo único que me importaba era ella. Mis médicos me dejaron con la impresión de que iba a morir pronto, y me negaba a aceptar. Me usaba a mí misma como el conejillo de indias, probando los medicamentos antes de dejar que los médicos los utilizaran en ella. En 1996, los nuevos cócteles cambiaron la vida de ambas.

Mi recuento de CD4 fue de 33 y mi carga viral estaba por las nubes. Todo eso cambió con el cóctel, y mi hija respondió muy bien también. Entonces supe que ambas íbamos a vivir. Mi hija, la que "va a morir pronto", una carga viral indetectable, y ¡está entrenando a ser una enfermera!

PARTE DOCE

Coinfección

¿Qué sucede si además tengo hepatitis C?

¿Qué sucede si además tengo hepatitis B?

¿Cómo prevengo el cáncer cervical y anal?

Más.

79. ¿Qué sucede si además tengo hepatitis C?

La "**Coinfección**" tanto con el VIH y el virus de la hepatitis C (VHC) es común, especialmente entre los consumidores de drogas por vía intravenosa, debido a que ambos virus se transmiten fácilmente de una persona a otra con agujas o jeringas compartidas. El VCH también puede transmitirse por vía sexual, aunque no tan fácilmente como el VIH y el virus de la hepatitis B (VHB). Actualmente vemos casos de hepatitis C transmitida por vía sexual entre hombres gays y bisexuales, generalmente como resultado de recibir sexo anal intenso o realizar prácticas de "fisting" con poca lubricación. El VHC es una causa común de enfermedades hepáticas graves, incluyendo **cirrosis** (cicatrización del hígado) y **carcinoma hepatocelular** (**hepatoma**, o **cáncer de hígado**). Ahora que la gente no muere de SIDA, a menudo, el VHC se ha convertido en una causa cada vez más importante de muerte entre las personas VIH positivas.

La infección por VIH sin tratamiento puede hacer que la hepatitis C empeore más rápidamente. Si estás coinfectados por VIH y VHC, es posible que los ART retarden la progresión de la hepatitis, aunque esto sigue siendo algo controvertido. Usted debe recibir la vacuna contra los virus de la hepatitis A y B si aún no se encuentra inmune porque esos virus pueden causar una enfermedad más severa en personas con infección por el VHC. Y finalmente, no beba alcohol. El consumo de alcohol, incluso con moderación, es un gran factor de riesgo para la progresión del VHC.

A diferencia del VIH y la hepatitis B, la hepatitis C puede *curarse fácilmente* en la actualidad. De hecho, el VHC es la primera y única infección viral curable. El temido **interferón** ya no es necesario, y en la mayoría

---

Coinfección

La combinación de dos infecciones, como el virus B de VIH más o bien hepatitis o virus de la hepatitis C.

Cirrosis

Una forma de daño permanente al hígado causado por el alcoholismo o la hepatitis crónica.

Carcinoma Hepatocelular: (O hepatoma, o Cáncer de hígado)

Cáncer de hígado causado por el alcoholismo o la hepatitis crónica.

Ahora que la gente no muere de SIDA, a menudo, el VHC se ha convertido en una causa cada vez más importante de muerte entre las personas VIH positivas.

Interferón

Un medicamento inyectable utilizado en el pasado para tratar la hepatitis C y, a veces hepatitis B.

de los casos, tan sólo hacen falta de 2 a 3 meses de terapia, a veces con no más de una pastilla por día, puede llevar a la curación en cerca del 100% de las personas. Mientras escribo esto, lo único difícil en el tratamiento y cura de la hepatitis C es conseguir los medicamentos pagados. Todo está mejorando: la competencia está impulsando los precios hacia abajo, y es cada vez más difícil de justificar dejando a la gente sin tratamiento hasta que su enfermedad hepática está avanzada. Los planes del gobierno como Medi caid y Medicare han eliminado muchas de las restricciones anteriores, pero algunas empresas privadas de seguros todavía colocan muchas barreras al acceso a la medicación. Mientras tanto, las pautas nacionales recomiendan que casi todas las personas con hepatitis C tengan tratamiento.

Si el responsable de su tratamiento de VHC es diferente al de VIH, asegúrese de que se comuniquen entre sí. Algunos de los fármacos contra el VHC interactúan con los medicamentos antirretrovirales. Puede que tenga que cambiar a un régimen de ART diferente durante el tratamiento para el VHC.

No voy a entrar en detalles acerca de las características específicas del tratamiento aquí porque recomendaciones cambian con mucha frecuencia. Es suficiente decir que nuestra capacidad para curar la hepatitis C ha sido una verdadera revolución médica y científica. Si todavía está infectado con el VHC, es el momento de aprovechar el progreso que hemos logrado.

80. ¿Qué sucede si además tengo hepatitis B?

No es inusual que esté infectado con el VIH y el virus de la hepatitis B (VHB), ya que ambos se diseminan de la misma manera (el sexo y la exposición de la sangre). La

Medicare

Un programa financiado por el gobierno federal para proporcionar seguro médico principalmente a los ancianos y discapacitados.

HBsAg

Un análisis de sangre para diagnosticar la hepatitis B aguda o crónica. Un resultado positivo significa que hay hepatitis activa, pero no distingue entre la hepatitis aguda y crónica.

HBsAb (o anti-HBs)

Un análisis de sangre para determinar la inmunidad a la hepatitis B. Un resultado positivo significa que es inmune al virus de la hepatitis B, ya sea debido a una infección previa o vacunación.

mayoría de las personas que contraen la infección por el VHB eliminan la infección por sí mismos, a veces después de enfermarse de hepatitis, pero a veces sin saber que estaban infectados. Sin embargo, otros nunca eliminan la infección y llegan a desarrollar la infección por VHB crónica, que puede conducir a hepatitis crónica, cirrosis o cáncer de hígado. Las personas VIH positivas tienen más probabilidades de desarrollar hepatitis B crónica que las personas VIH negativas.

Todas las personas con infección por el VIH deben hacerse pruebas de VHB, y viceversa. Un antígeno de superficie de la hepatitis B negativo (**HBsAg**) generalmente significa que no está infectado, aunque hay excepciones raras. Un anticuerpo superficie de hepatitis B positivo (**anti-HBs**) significa que ha estado expuesto y es inmune. Si el anticuerpo es negativo, es necesaria la vacunación con una serie de tres inyecciones. Si el anticuerpo y el antígeno de superficie son negativas, pero su núcleo anticuerpo (anti-HBc o IgG anti-HBc) es positivo, todavía se deben realizar exámenes para la hepatitis crónica con un ADN del VHB (la rara excepción que mencioné). Si es negativo, es necesaria la vacunación. Al igual que con todas las vacunas, es más probable que respondan a la vacuna si se espera hasta después de que se haya respondido a la terapia del VIH.

Las personas que tienen VIH y VHB siempre deben tratarse por ambas infecciones al mismo tiempo.

Las personas que tienen VIH y VHB siempre deben tratarse por ambas infecciones al mismo tiempo, debido a que algunos medicamentos contra el VIH también son activos contra el VHB. Intentar tratar un solo sin causar resistencia en el otro es difícil y consiste en tomar medicamentos menos deseables. La forma más fácil de tratar el VIH / VHB es con una combinación ART que contiene tenofovir DF o AF y emtricitabina o lamivudina. Por ahora, por lo general significa tomar *Atripla, Complera, Stribild, odefesey* o *Genvoya* o una combinación de cualquier *Truvada* más o *Descovy* un tercer fármaco.

La lamivudina (3TC, *Epivir* y contenida en *Epzicom*, *Combivir*, *Trizivir*, *Triumeq*) también sirve contra el VIH y el VHB, pero a menos que se administre con tenofovir, se desarrollará resistencia. Por ejemplo, un régimen como *Triumeq* no sería adecuado para una persona infectada con hepatitis B, ya que contiene lamivudina sin tenofovir. Las personas que no pueden tomar cualquier forma de tenofovir pueden usar entecavir (*Baraclude*) en su lugar.

La detención de medicamentos contra el VHB puede conducir a un brote peligroso de hepatitis. Las personas con infección crónica por VHB también deben controlarse de forma periódica por la cirrosis y cáncer de hígado mediante una tomografía computarizada o una ecografía del hígado y análisis de sangre de **alfa-feto proteína (AFP)**.

Alfa-feto proteína (AFP)

Un análisis de sangre utilizado para buscar cáncer de hígado.

81. ¿Cómo prevengo el cáncer cervical y anal?

Tanto el cáncer cervical y anal son causados por el virus del papiloma humano (VPH), un virus de transmisión sexual que es la principal causa de cambios en las células del cuello uterino y el ano (**displasia**) que luego pueden convertirse en cáncer. La infección por VPH es común, y también lo es la displasia. Afortunadamente, el *cáncer* anal y de cuello uterino es mucho menos común y se puede prevenir.

Displasia

El desarrollo anormal o crecimiento de los tejidos, órganos o células.

Colposcopía

Un procedimiento utilizado para examinar más de cerca el cuello del útero para ver displasia debido a la infección por VPH en mujeres que han tenido pruebas de Papanicolaou anormales.

La prueba de Papanicolaou cervical es una prueba de rutina para las mujeres y examina la displasia cervical. Las mujeres VIH positivas deben hacerse una prueba de Papanicolaou con regularidad, al menos una vez al año. Una prueba de Papanicolaou anormal se evalúa mediante **colposcopía**, donde las áreas anormales se pueden estudiar más a fondo y luego realizar biopsia. Las lesiones de alto grado se pueden tratar con cirugía menor.

COINFECCIÓN

Displasia anal

Células anormales en el ano causado por HPV Si no se trata, puede conducir al cáncer anal.

Anoscopía de alta resolución (HRA)

Un procedimiento utilizado para examinar más de cerca el ano para ver displasia debido a la infección por VPH en personas que han tenido pruebas de Papanicolaou anormales.

Debido a que la **displasia anal** también está causada por el VPH, involucra células similares, y también puede progresar a cáncer, muchos expertos coinciden en diagnosticar y tratar la displasia anal como la displasia cervical, aunque la evidencia Apoyar este enfoque no es tan sólido para el cáncer cervical.

Ahora es posible utilizando una prueba de Papanicolaou anal y **anoscopía de alta resolución (HRA, por sus siglas en inglés)**, el equivalente anal de la colposcopía. La prueba de Papanicolaou anal es un procedimiento simple: se inserta un hisopo húmedo en el ano y se lo da vuelta girando hacia afuera. Pero no tiene sentido hacer la prueba de Papanicolaou anal a menos que haya alguien capacitado para el seguimiento de los resultados anormales con HRA, las lesiones de la biopsia sospechosa, y para el tratamiento de lesiones de alto grado. La detección de la displasia anal se realiza principalmente en los hombres que han tenido relaciones sexuales con hombres, y en mujeres, especialmente las que tienen displasia cervical o verrugas genitales o anales. Los hombres heterosexuales también pueden tener displasia anal, incluso los hombres que nunca han tenido relaciones sexuales con otros hombres, por lo que algunos sostienen que deberíamos hacer esta prueba a todos.

Ahora hay vacunas eficaces para prevenir la infección por VPH, especialmente las cepas que causan cáncer (pregunta 26). Están aprobadas para hombres y mujeres hasta la edad de 26 años, pero se usan más en niños o adolescentes antes de que volverse sexualmente activos. Si usted tiene hijos y no piensa en vacunarlos porque cree que va a llegar a ser monjes y monjas célibes, ¡piense de nuevo! Los jóvenes con VIH deben vacunarse, y tal vez incluso la gente de más edad, aunque es difícil de conseguir que los planes de salud las cubran por encima de la edad de 26 años.

PARTE TRECE

Salud mental y abuso de sustancias

¿Cómo sé si me encuentro deprimido?

¿Qué debo hacer si me encuentro deprimido?

¿Cuáles son los riesgos de usar drogas si soy positivo?

Más.

82. ¿Cómo sé si me encuentro deprimido?

Las personas VIH positivas que están deprimidas pueden pensar que sólo están teniendo una respuesta normal a ser positivo. Pero la depresión, en el sentido médico genuino de la palabra, *nunca* es normal. Las personas a menudo describen a sí mismos como "deprimidas", y lo que *realmente* quieren decir es que están tristes, decepcionadas, enojadas, preocupadas, o desmotivadas, respuestas normales a las cosas malas que nos suceden a todos nosotros en la vida cotidiana. La depresión, por otro lado, no es una respuesta *normal* a los infortunios de la vida. Algunas personas pueden estar deprimidas sin ninguna razón obvia cuando todo va objetivamente bien, mientras que otras atraviesan los sufrimientos de Job sin un atisbo de tristeza. Mientras que la depresión puede desencadenarse por eventos de la vida, cuando las personas ya son propensas a tenerla, el estar deprimido tiene más que ver con la química del cerebro que con las circunstancias externas.

Las personas que están deprimidas se sienten tristes, vacías, huecas, sin esperanza, y aisladas. Las actividades y las personas que alguna vez disfrutaron ya no son placenteras.

Las personas que están deprimidas se sienten tristes, vacías, huecas, sin esperanza, y aisladas. Las actividades y las personas que alguna vez disfrutaron ya no son placenteras. Pueden perder interés en el sexo, el trabajo, las aficiones, los amigos y la familia. No ven la luz al final del túnel, el futuro parece sombrío. Pueden tener insomnio o pueden dormir demasiado. Pueden perder las ganas de comer, o bien comer en exceso. Pueden abusar de las drogas o el alcohol o mantener relaciones sexuales de alto riesgo debido a que estas actividades proporcionan un alivio momentáneo. Los síntomas pueden incluir fatiga, pérdida (o aumento) de peso, pérdida de memoria, y dolor de cabeza.

Por el contrario, las personas que están experimentando problemas normales de afrontamiento, enfrentarse a un diagnóstico de VIH, por ejemplo, pueden sentirse tristes, estresadas, enojadas o preocupadas, pero entienden que esto va a pasar, y que pueden "animarse" o distraerse estando ocupados o con amigos, o participando en actividades que les gustan.

Si mi descripción de la depresión le suena conocida, consulte con su proveedor de atención médica inmediatamente. La depresión es una afección peligrosa, pero muy tratable. Es también uno de los mayores factores de riesgo de mala adherencia a los medicamentos antirretrovirales, otra razón para tomarla en serio.

Comentario de Rose:

Yo sabía que estaba deprimida cuando dejé de querer levantarme o de limpiar mi casa. Perdí el interés en el colegio de mis hijos o en el PTA. Me aislé y muchas veces estaba enojada y lloraba. Todo estaba oscuro. Todo lo que me rodeaba estaba oscuro. Dejé de pagar las cuentas y de preocuparme por mi apariencia. Por supuesto que nunca debí haber esperado que las cosas se pusieran tan feas. Si me vuelve a pasar, ya sé que esperar. Tengo que buscar ayuda antes.

83. ¿Qué debo hacer si me encuentro deprimido?

Si ve la depresión como una emoción normal, un signo de debilidad o un defecto de carácter, es poco probable que obtenga la ayuda que necesita. Piense en la depresión como si fuera neumonía. Usted *podría* mejorar por su cuenta, pero no será agradable. Podría tomar mucho tiempo. *Podría* hasta matarlo. Con tratamiento puede mejorar rápidamente.

La mejor manera de tratar la depresión es tomando **antidepresivos**, medicamentos que restauran el equilibrio normal de los químicos en el cerebro, que mientras está deprimido se desequilibran. Hay muchos antidepresivos.

SALUD MENTAL Y ABUSO DE SUSTANCIAS

La depresión es una afección peligrosa, pero muy tratable.

La mejor manera de tratar la depresión es tomando antidepresivos, medicamentos que restauran el equilibrio normal de los químicos en el cerebro, que mientras está deprimido se desequilibran.

Antidepresivo

Medicamento que se usa para tratar o prevenir la depresión.

Todos ellos trabajan para tratar la depresión, pero tienen diferentes efectos secundarios. Algunos antidepresivos son sedantes, lo cual puede ser útil para las personas con insomnio. Otros pueden animarlo si está fatigado o duerme demasiado. Algunos antidepresivos pueden causar efectos secundarios sexuales, especialmente orgasmo retardado. (Por otra parte, no hay nada como la depresión no tratada para quitar el deseo sexual y destruir el rendimiento sexual) La mayoría de los antidepresivos también ayudan a controlar la ansiedad y los pensamientos obsesivos.

Cuando se toma un antidepresivo, no espere cambios repentinos o drásticos. Puede llevar de 2 a 4 semanas antes de empezar a notar la diferencia El punto no es cambiar su personalidad o hacerlo completamente feliz. El objetivo de los antidepresivos es hacerlo sentirse bien otra vez. Los antidepresivos no cambiarán las circunstancias de su vida, pero pueden ayudarlo a enfrentarlas. No crean hábito, puede dejar de usarlos cuando ya no los necesite. Si no tolera el primero que prueba, no baje los brazos. Cambie a un medicamento diferente con otro perfil de efectos secundarios.

El asesoramiento y la psicoterapia no son un sustituto de los medicamentos porque, en las profundidades de la depresión, hablar no hace mucho bien. La terapia de conversación se vuelve útil cuando usted empieza a sentirse mejor, lo ayuda a regresar a la vida para hacer frente a los problemas que podrían haber contribuido a su depresión, y para mantenerse saludable después de mejorar. La psicoterapia también es ideal para personas que no estén deprimidas, pero están teniendo problemas para hacer frente a las circunstancias de la vida.

Comentario de Rose:

Tenía miedo a hablar de mi depresión con Joel (mi médico), ya que en ese entonces todavía era uno de esos chicos "de bata blanca" en los que no confiaba. Pero empecé a hablar con otras personas en la sala de espera en la clínica, y me di cuenta que no estaba sola, otras personas habían pasado por esto antes. Cuando finalmente hablé con Joel acerca de mi depresión, me inició en un antidepresivo. Poco a poco me empecé a sentir mejor, y entonces me di cuenta de lo mal que había dejado que se pusiera todo. Me llevó unos 30 días volver a recuperar mi energía y ser yo misma otra vez. La experiencia también me enseñó que podía hablar con Joel acerca de esto y que me iba a escuchar y cuidar. Es muy importante contar con un médico con el que se pueda hablar.

84. ¿Cuáles son los riesgos de usar drogas si soy positivo?

Las personas VIH positivas a menudo asumen que el consumo de drogas es malo para ellos, ya que reduce su recuento de CD4 y aumenta su carga viral, pero esa no es la razón para alejarse de las drogas. (Me gustaría poder decir que "la buena vida limpia" podría mantener al VIH bajo control, pero la vida no es justa, y al virus no le importa lo que haces.) Sin embargo, hay un montón de buenas razones para permanecer lejos de las drogas.

Primero tenemos los riesgos médicos de las drogas: La cocaína provoca cardiopatías y enfermedades mentales. La inyección de heroína puede conducir a infecciones graves de las válvulas del corazón, los huesos y las articulaciones. La metanfetamina puede destruir sus dientes, su cerebro, sus relaciones, su carrera y su vida. Las tres son adictivas. Es difícil llegar a demasiadas conclusiones sobre los peligros de la marihuana, pero incluso sus defensores admiten que el uso regular puede ponerte tonto y perezoso, y ahora hay algunos indicios de que podría aumentar el riesgo de las enfermedades mentales a lo largo de la vida. Existe evidencia de que el *Aspergillus,* un hongo que puede causar infecciones

Aspergillus

Un hongo que causa la aspergilosis, una infección potencialmente grave que compromete los pulmones y pueden ocurrir en las personas con enfermedad muy avanzada por VIH.

peligrosas en personas con muy bajos recuentos de CD4, puede vivir en hojas de marihuana e inhalarse. Si fuma marihuana y su recuento de CD4 es bajo, le recomendamos poner el porro en el microondas para matar el hongo. Por favor, no me pregunte qué programa usar ni por cuánto tiempo, ¡esos estudios nunca se harán!

Las drogas también pueden interactuar con sus medicamentos para el VIH. Las compañías farmacéuticas no suelen estudiar las interacciones entre sus medicamentos y las sustancias ilegales, pero no hay pruebas de que las personas se han visto perjudicados por tomar "drogas de diseño", tales como el MDMA (éxtasis) y la ketamina, junto con los antirretrovirales, por ejemplo.

El consumo de drogas puede aumentar el riesgo de contraer otras infecciones o de transmitir el VIH a otras personas. Si usted tiene un problema de drogas y el inicio de los ART no es urgente, aconsejamos recibir tratamiento antes de empezar.

El consumo de drogas puede aumentar el riesgo de contraer otras infecciones o de transmitir el VIH a otras personas. Estar drogado disminuye las inhibiciones y nubla el juicio, lo que le permite tomar riesgos. Esto le pone en riesgo de contraer enfermedades de transmisión sexual, incluida la sífilis (Pregunta 89). La inyección es especialmente peligrosa, ya que puede transmitir el VIH, la hepatitis C y otras infecciones transmitidas por la sangre.

Por último, los estudios muestran que los consumidores activos de drogas son menos propensos a tomar correctamente los ART, esto los pone en riesgo de resistencia a los medicamentos y de pérdida de opciones de tratamiento. Si usted tiene un problema de drogas y el inicio de los ART no es urgente, aconsejamos recibir tratamiento antes de empezar. No espere hasta estar en problemas y haber desarrollado resistencia a los medicamentos.

En última instancia, la mejor razón para alejarse de las drogas es mantenerse física y mentalmente sanos. De esta forma tendrá ventaja frente a la infección por el VIH.

PARTE CATORCE

Relaciones, sexualidad y prevención

¿Cómo y cuándo debo revelarle mi condición a mis parejas?

¿Cómo practico el sexo seguro?

¿Qué debo saber sobre las infecciones de transmisión sexual?

Más.

85. ¿Cómo y cuándo debo revelarle mi condición a mis parejas?

Ser VIH positivo no significa que no se puede tener relaciones íntimas o sexo, pero complica las cosas, ya que tiene que lidiar con revelar su estado de VIH a las parejas y proteger a los que son negativos.

El asunto de la revelación puede ser complicado. Algunos argumentan que la divulgación no es necesaria si usted practica sexo seguro. Señalan que todo el mundo sabe los riesgos y debería cuidarse, independientemente de lo que sus parejas dicen, o no dicen, acerca de su estado. También hay situaciones en las que la divulgación no es algo realista. Cuando las personas tienen sexo anónimo en un sauna o en un pasillo oscuro muy rara vez se dicen siquiera "hola, ¿qué tal?". Mucho menos van a intercambiar información médica. Entonces, alguien que tiene sexo en ese entorno debe asumir que está en un nivel de riesgo alto, por lo tanto tiene que tomar las precauciones adecuadas.

La divulgación es especialmente importante al comenzar una nueva relación. Algunas personas lidian con esto saliendo solo con otras que son VIH positivas. Esto simplifica las cosas, pero no es posible para todos. La revelación de su estado a una pareja negativa a veces puede ser motivo de ruptura, lo que resulta no sólo en el rechazo, sino también en el peor de los casos, el riesgo de que su nuevo "ex" pueda compartir su información con otros. Por esa razón, muchos optan por esperar hasta que haya afecto mutuo, confianza y la sensación de que la relación tiene algún futuro.

El problema es que cuanto más tiempo espere, más probable es que su nueva pareja se sienta traicionada cuando finalmente revele su condición, sobre todo si ya tuvieron sexo. Si usted es positivo y su objetivo es estar en una relación, puede que tenga que tomar las cosas más lento de lo que estamos acostumbrados en estos días. Llegar a conocer y confiar en su pareja en primer lugar, hablar del VIH y *luego* tener relaciones sexuales. ¡Si este proceso lleva un tiempo, recuerden que en las novelas de Jane Austen, las parejas ni siquiera usaban los nombres de pila hasta que se anunciaba el compromiso, cuando se tocaban con las manos enguantadas había pruebas de que las cosas habían progresado a un nivel avanzado de intimidad!

Comentario de Rose:

Revelar la condición no es fácil, sobre todo a una pareja. Lo senté y simplemente solté que yo era positiva. Me preguntó cómo sucedió, y le expliqué que me había infectado mi marido. No sé lo que le asustó más, si mi VIH o el hecho de que tenía las trompas ligadas, pero se fue corriendo. Pensé que no iba a volver a verlo. Pero regresó después de 2 semanas. Dijo que quería aprender más, y empecé a enseñarle sobre el VIH. Hablamos sobre el uso del condón, y le dije que el condón debía ser obligatorio en cualquier relación, a causa del VIH y de otras infecciones de transmisión sexual. Construimos nuestra relación a partir de ahí, y ahora llevamos casados más de 8 años.

86. ¿Cómo practico el sexo seguro?

No hay actividad sexual que garantice transmitir la infección por el VIH, y hay al menos un *cierto* riesgo implicado en la mayoría de las actividades, al menos en las más populares. No puedo dar probabilidades o porcentajes, ya que el riesgo no sólo depende de lo que estás haciendo, sino en cómo lo está haciendo y en tu carga viral. El riesgo se reduce *drásticamente* si la carga viral es indetectable. Es difícil prometer que el riesgo es *cero*, porque no se puede probar una negativa, pero en dos grandes estudios mirando "parejas discordantes" (parejas en las cuales uno es positivo y el otro es negativo), no hemos visto *ningún* caso de la transmisión cuando la pareja positiva tiene una carga viral indetectable. Estar en tratamiento antirretroviral eficaz es probablemente *la* forma más eficaz de prevenir la transmisión al tener relaciones sexuales.

He aquí algunos comentarios generales sobre el "grado de riesgo" de las actividades sexuales más comunes, asumiendo que la carga viral es detectable y no se están utilizando preservativos:

Células de la mucosa

Las células que recubren los órganos internos y los orificios del cuerpo, como la boca, la nariz, el ano y la zona genital.

- *Relaciones sexuales anales y vaginales.* Si la pareja positiva se ubica arriba, esta es la actividad de más alto riesgo. Un preservativo reduce drásticamente el riesgo si no se rompe. El riesgo es mucho menor si la pareja positiva se coloca debajo. Eso es debido a que el revestimiento del ano y la vagina está hecho de **células mucosas**, que pueden estar infectadas, mientras que el pene está casi completamente cubierto por la piel. Sin embargo, un hombre se puede infectar estando arriba. El riesgo es mayor si él no está circuncidado o tiene herpes, sífilis, u otras heridas abiertas en el pene. El riesgo de propagación de la hepatitis C y VIH aumentan si hay sangrado durante las relaciones sexuales.

- *Sexo oral. El VIH puede transmitirse si el líquido pre seminal de una persona positiva ("pre-semen"), el semen flujo vaginal o la sangre menstrual ingresa en la boca. (No tiene nada que ver con tragar porque el estómago es un lugar inhóspito para que los virus sobrevivan.) El riesgo es mayor si las encías están en mal estado. Si la pareja positiva está dando sexo oral a la pareja negativa, no hay esencialmente ningún riesgo de transmisión del VIH, aunque otras ETS se pueden propagar de esa manera.*

- *Sexo oral anal ("beso negro"). Usted no va a transmitir el VIH de esta manera, pero la persona que realiza el beso negro puede contraer hepatitis A o una infección gastrointestinal bacteriana o parasitaria.*

- *Masturbación mutua. Esto es muy seguro, siempre y cuando usted no tenga heridas abiertas o llagas en las manos y mantenga los fluidos lejos de la boca y los ojos.*
- *"Lluvia dorada". La orina es un fluido corporal seguro.*
- *Besarse, abrazarse, acurrucarse, darse masajes. Todas prácticas seguras.*

87. ¿Qué sucede si mi pareja es negativa?

Vamos a suponer que la divulgación está fuera de la discusión (pregunta 85). Usted es positivo y su pareja (negativa) lo sabe. ¿Qué sigue?

Es su responsabilidad de asegurarse de no infectar a *nadie*, incluyendo a su pareja negativa. "Esta infección me detiene" es algo con lo que debemos convivir. Por supuesto, los adultos VIH negativos deben ser conscientes de los riesgos y deben protegerse a sí mismos también. Por desgracia, este enfoque no ha funcionado, y la epidemia de los EE.UU. sigue creciendo a un ritmo de alrededor de 50.000 nuevos casos por año. Los expertos en prevención están cambiando el mensaje de prevención para centrarse en aquellos que son positivos, las personas que conocen mejor que nadie lo importante que es prevenir la transmisión y quién debe cargar la mayor parte de la responsabilidad de no propagación de la infección.

A veces las personas no infectadas toman decisiones locas y estúpidas. Algunos pueden parecer perfectamente dispuestos a ponerse en riesgo de infección. Es la obligación moral de la pareja positiva no cooperar con ese tipo de comportamiento autodestructivo, para asegurarse de no transmitir su VIH. "Cada persona por sí misma" no es una filosofía que queramos abrazar. Vivimos en comunidad y debemos cuidarnos entre nosotros.

Lo más importante que puede hacer para prevenir la transmisión a una pareja negativa es mantener una carga viral indetectable con el tratamiento antirretroviral, la forma más eficaz de prevención que tenemos. Como ya he dicho, que puede ser todo lo que necesita, especialmente si usted ha sido "indetectable" durante años y se controla regularmente. Sin embargo, para algunas personas VIH negativas, que puede no ser suficiente, y esto es su elección. Pueden todavía querer usar condones, especialmente para actividades de alto riesgo o para prevenir otras infecciones de transmisión sexual. En algunos casos, pueden optar por utilizar la PrEP para una mayor tranquilidad. En un nivel social, no podemos permitirnos tratar tanto las personas VIH positivas *y* sus parejas VIH negativas con medicamentos antirretrovirales para prevenir la transmisión, pero probablemente no negaríamos PrEP a alguien que insista en usarla y tenga la manera de pagar. Para más información sobre el riesgo relativo de las distintas actividades sexuales, véase la pregunta 86.

88. ¿Qué sucede si mi pareja y yo somos positivos?

Supe infección

La reinfección con una nueva cepa del VIH en una persona que ya ha sido infectada.

Cepas Recombinantes

Las cepas de VIH que son combinaciones de dos o más cepas.

Estar con una pareja positiva elimina las preocupaciones sobre la nueva transmisión del VIH, pero todavía hay razones para considerar el sexo protegido, en particular, para evitar otras infecciones de transmisión sexual (Pregunta 89) y **supe infección**. Sabemos que las personas VIH positivas pueden supe infectarse con cepas adicionales de virus. Han habido algunos casos bien documentados, que también explica por qué hay **cepas recombinantes** de VIH en el mundo (virus que son combinaciones de dos o más **subtipos**). La supe infección puede causar un aumento en la carga viral y una caída en el recuento de CD4, similar a lo que ocurre con la infección inicial. También podría supe infectarse con una cepa resistente a los fármacos de virus, especialmente si usted estaba tomando medicamentos a los que el virus de su pareja era resistente.

Demostrar la supe infección requiere el tipo de prueba que los laboratorios comerciales no tienen completamente disponible, por lo que no se sabe con qué frecuencia ocurre. Probablemente no es común, y no hay evidencia de que ocurre principalmente a las personas que sólo han estado infectadas por algunos años, pero no en aquellos con infección de larga data. Dos personas con una carga viral indetectable no tienen que preocuparse acerca de la supe infección.

Al hablar con mis pacientes positivos sobre el sexo con otros positivos, recomiendo preservativos con parejas ocasionales, sobre todo para prevenir las infecciones de transmisión sexual. En las relaciones estables, la decisión de abandonar los condones dependerá del tiempo que lleva infectado cada uno de los integrantes de la pareja, si son monógamos, de su carga viral, de si cualquiera de las partes tiene un virus resistente, si son o no son propensos a ser infectados con la misma cepa (¿uno de los dos infectó al otro?), y si existen otras infecciones transmisibles a considerar, tales como el virus de la hepatitis C.

89. ¿Qué debo saber sobre las infecciones de transmisión sexual?

Convertirse en positivo no significa que usted puede dejar de preocuparse acerca de las infecciones de transmisión sexual (ETS). Ya tiene la principal, la grande, pero hay otras que debe evitar.

RELACIONES, SEXUALIDAD Y PREVENCIÓN

Subtipos

En el caso del VIH, grupos de virus relacionados, también llamados "clados" o "sub-clados". La mayoría de las personas VIH positivas en los Estados Unidos están infectadas con el subtipo B, pero hay muchos otros subtipos de todo el mundo.

La supe infección puede causar un aumento en la carga viral y una caída en el recuento de CD4, similar a lo que ocurre con la infección inicial.

Convertirse en positivo no significa que usted puede dejar de preocuparse acerca de las infecciones de transmisión sexual.

Sífilis

Una infección de transmisión sexual causada por el *Treponema pallidum*, una bacteria, que puede causar lesiones anales, genitales o bucales (sífilis primaria); fiebre, sarpullido, y hepatitis (sífilis secundaria); o infección del cerebro, líquido espinal, los ojos o los oídos (neurosífilis). También puede estar latente, sin causar síntomas (sífilis latente).

Gonorrea

Una infección de transmisión sexual causada por la bacteria *Neisseria gonorrhoeae*.

Clamidia

Una infección de transmisión sexual causada por *Chlamydia trachomatis*.

Linfogranuloma Venéreo (LGV)

Una infección de transmisión sexual causada por *Chlamydia*.

Proctitis

Infección o inflamación del recto.

La **sífilis** puede ser peor en las personas con infección por VIH. Puede progresar rápidamente si no se trata. Tiene más probabilidades de infectar el sistema nervioso, y puede afectar la vista y el oído. Los análisis de sangre que utilizamos para controlar la respuesta al tratamiento de la sífilis pueden ser más difíciles de interpretar y pueden tomar más tiempo para llegar a negativizarse que en las personas VIH negativas. Si usted es VIH positivo, se debe realizar exámenes para la sífilis, y repetir la prueba al menos una vez al año, o con más frecuencia si fue sexualmente activo con diferentes parejas.

La **gonorrea** y la **clamidia** son infecciones comunes que pueden infectar la uretra del pene, el cuello uterino, el ano y la garganta. La gonorrea se ha vuelto resistente a los antibióticos orales estándar y ahora debe de ser tratada con una inyección. (De hecho, si la situación sigue igual con respecto a la forma en que avanza la resistencia a los medicamentos, es posible que podemos eventualmente necesitar tratar la gonorrea con terapia intravenosa. Los hombres con VIH deben someterse a controles de gonorrea y clamidia con un análisis de orina y también con hisopados anales o de garganta si están teniendo sexo anal y / u oral; las mujeres deben hacerse la prueba en el momento de su examen pélvico de rutina. Un tipo diferente de infección por clamidia, **linfogranuloma venéreo** (**LGV**) a veces causa infecciones anales y rectales (**proctitis**) en hombres homosexuales. Tiende a ser más grave que la clamidia estándar y tarda más tiempo en tratarse. Oigo que los hombres homosexuales me dicen que se hicieron "análisis de enfermedades de transmisión sexual", pero todo lo hicieron fue un análisis de sangre de sífilis y una prueba de orina, que sólo podría detectar gonorrea y clamidia en la uretra del pene. Si está teniendo sexo oral y anal y no le hicieron hisopado de garganta y trasero, en realidad no le han hecho la prueba.

El herpes genital, por lo general causado por el virus del herpes simple tipo 2 (VHS-2), provoca ampollas dolorosas y úlceras superficiales en los genitales, alrededor del ano, o en la piel. La infección persiste de por vida y puede reaparecer, especialmente en personas con niveles bajos de CD4. Los ART pueden ayudar, pero los brotes deben tratarse con medicamentos contra el herpes, tales como aciclovir, famciclovir, o valaciclovir. Si tiene brotes frecuentes, debe tomar uno de estos medicamentos todos los días, que no sólo evita que las erupciones de herpes, sino también el riesgo de transmitir herpes (y posiblemente el VIH).

El virus del papiloma humano (VPH) se menciona en las preguntas 26 y 81. Hay otras ETS que no he discutido, y que también es mejor evitar.

PARTE QUINCE

Vivir con la infección por VIH

¿Qué alimentos y aguas son seguras?

¿Debo tomar vitaminas o suplementos?

¿Puedo viajar al extranjero?

Más.

90. ¿Qué alimentos y aguas son seguras?

Hay algunos alimentos que debe *evitar* comer debido a la infección por el VIH, pero también hay algunas pautas a seguir, especialmente si su recuento de CD4 es bajo. Evitar la carne poco cocida, especialmente si los anticuerpos del *Toxoplasma* son negativos (pregunta 56). Evitar los huevos crudos, carne de ave poco cocida, leche o jugos de frutas no pasteurizados y verduras crudas. Los quesos duros (como el cheddar) son más seguros que los quesos blandos (como el Brie, queso feta, Camembert, o quesos mexicanos), que pueden contener *listeria*, una bacteria que puede causar meningitis (aunque no a menudo). Evitar los mariscos crudos es una buena idea, pero si no se puede resistir a una ostra cruda, asegúrese de que ser inmune a la hepatitis A (Pregunta 26). Algunos médicos recomiendan evitar el sushi, pero para mí es una medida que parece cruel y extrema, ya que los parásitos que pueden provenir del sushi no son peores si se tiene el virus del VIH. Tenga cuidado de la "contaminación cruzada" de los alimentos cuando esté cocinando. Para buenas recomendaciones sobre seguridad en los alimentos, consulte www.foodsafety.gov.

¿Qué *debería* comer? Alimentos saludables, alimentos preferiblemente *reales*: los alimentos que usted o alguien más cocine a partir de los ingredientes originales, pronunciables. Coma frutas y verduras frescas con cada comida, todos los días. Los almidones deben ser de color marrón, no blancos, los almidones blancos refinados acaban de convertirse en azúcar. Hablando de azúcar, piense en el postre como un regalo especial, no un plato diario. Para aumentar de peso, coma más. Para bajar de peso, coma menos. Rompa las reglas cada tanto, pero no todos los días. Y cuando lo *haga*, que sea sin culpas. Por último, antes de desarrollar demasiadas reglas dietéticas o restricciones rígidas, recuerde que la comida no es una forma de terapia médica, pero sí uno de los grandes placeres de la vida. ¡*Bon appetit*!

¿Qué pasa con el agua? Para la mayoría de las personas VIH positivas, el agua del grifo es perfectamente segura. Si es joven y no está familiarizado con el término "agua del grifo", se refiere a una bebida abundante, saludable que la gente utiliza para *beber directamente de los grifos y fuentes de agua potable sin cargo*, pero que ha sido reemplazada por una versión cara, embotellada que llamo "el agua del grifo de una ciudad en la que usted no vive". Saber cómo fueron engañados millones de estadounidenses crédulos entregando voluntariamente dinero a las grandes empresas por algo que todavía es gratis es un gran misterio, pero sucedió, la evidencia son las botellas plásticas desechadas por todas partes.

Las mejores razones para pagar por el agua son si el agua del grifo tiene mal sabor, se sabe que es de mala calidad, o si le gusta efervescente. (Y tenga en cuenta que el consumo excesivo a largo plazo de bebidas gaseosas, incluido el agua, puede disminuir la densidad ósea.) De otra forma, el agua del grifo está muy bien para la mayoría de las personas. Si su recuento de CD4 es inferior a 100, tenga en cuenta el riesgo de **criptosporidiosis**. El *Cryptosporidium* es un parásito que puede transmitirse de persona a persona o vivir en el agua contaminada. El agua del grifo es generalmente segura, pero han habido brotes ocasionales cuando el suministro de agua se contamina. Usted puede protegerse filtrando el agua del grifo a través de un filtro de 100 micras. El agua embotellada está bien, también, pero sólo si la empresa la filtra de la misma manera, lo cual no está garantizado.

91. ¿Debo tomar vitaminas o suplementos?

Si usted acaba de leer la respuesta anterior, es probable que pueda adivinar cómo voy a contestar esta pregunta.

Criptosporidiosis

Diarrea causada por *criptosporidium*, un organismo que se puede encontrar en el agua contaminada o transmitirse de persona a persona.

El Cryptosporidium es un parásito que puede transmitirse de persona a persona o vivir en el agua contaminada.

Una dieta saludable debe proporcionarle todos los nutrientes que necesita. Si su dieta se compone de comida rápida y refrescos, tomar un multivitamínico es una buena idea. Los suplementos de vitaminas son buenos si tiene deficiencias de vitaminas, pero hay poca evidencia de su utilidad si ya está comiendo bien. De hecho, los estudios han encontrado que algunas vitaminas y hierbas pueden ser perjudiciales cuando se toman fuera de su "hábitat natural", digamos una manzana o una porción de brócoli dentro de una tableta o cápsula. Un multivitamínico estándar es inofensivo y barato, pero no me gusta ver a la gente gastar un montón de su dinero ganado con esfuerzo en el último suplemento promocionado en la web o en la tienda de alimentos saludables: este dinero podría ser el gasto en comer buena comida. Si usted va a tomar vitaminas, no gaste un montón de dinero. Compare ingredientes y compre el genérico barato.

La única excepción es la vitamina D, que es probablemente el único suplemento vitamínico que todavía tiene buena prensa. La deficiencia de vitamina D es frecuente tanto en las personas VIH negativas como en las VIH positivas, y puede ser peor si usted está tomando efavirenz (*Sustiva, Atripla*). Generalmente le recomiendo suplementos a todos mis pacientes. Para aquellos con osteopenia u osteoporosis, el calcio es también importante, preferentemente si viene a través de la dieta, pero los suplementos pueden ayudar si no está recibiendo lo suficiente.

De ninguna manera soy un nihilista nutricional. Creo firmemente en la nutrición, la cual se logra mejor mediante una buena alimentación.

92. ¿Aún puedo beber alcohol?

La respuesta depende de si podría beber alcohol si fuera VIH negativo. La infección por VIH tiene muy poco que ver con esto. En primer lugar, vamos a hablar de quiénes *no* deben beber:

1. Las personas con hepatitis B o C crónica no deben beber, ya que puede empeorar la hepatitis y aumentar el riesgo de cirrosis (vea las preguntas 79 y 80). Después de haberse curado de la hepatitis C, se puede considerar beber con moderación, siempre y cuando no se tenga cirrosis

2. Los alcohólicos no deben beber porque muy pocos son capaces de beber con moderación. El consumo excesivo de alcohol es malo para casi todos los órganos del cuerpo. Es especialmente malo para el hígado, que ya puede estar deteriorado por algunos de los medicamentos que utilizamos para tratar la infección por VIH. Hay otras condiciones que pueden estar causadas tanto por el abuso del alcohol y por la infección o por los ART, incluyendo la neuropatía, demencia, trastornos de la sangre, problemas del corazón, y la pancreatitis, sólo para nombrar algunos. ¿Para qué aumentar el riesgo? Por último, las personas que se emborrachan son pésimos "tomadores de medicación", y ya hemos hablado de lo que sucede cuando usted no toma sus medicamentos (pregunta 31). Si se está preguntando si usted es alcohólico, hay buenas posibilidades de que lo sea. Si el alcohol le ha causado, en varias ocasiones, problemas con el trabajo, las relaciones interpersonales o tiene por esta causa antecedentes penales o de conducción; si no puede controlar su consumo de alcohol; si otras personas piensan que bebe demasiado; si se siente culpable o miente acerca de su consumo de alcohol; o si se despierta con resaca o mareado hasta que toma algo para solucionarlo, entonces usted tiene un problema, un problema que necesita tratamiento *antes* de iniciar la terapia del VIH.

Si puede beber con moderación y no tienen ninguna razón médica para evitar el alcohol, puede hacerlo aun teniendo el virus del VIH y tomando los medicamentos.

Las personas VIH positivas deben evitar en general las vacunas que contienen virus o bacterias vivas.

Vacuna contra la fiebre tifoidea

Una vacuna para prevenir la fiebre tifoidea, una infección bacteriana de la sangre causada por *Salmonella typhi*, a veces adquirida por los viajeros a los países en desarrollo.

Si puede beber con moderación y no tienen ninguna razón médica para evitar el alcohol, puede hacerlo aun teniendo el virus del VIH y tomando los medicamentos. El alcohol no interfiere con la actividad de los medicamentos ni aumenta su toxicidad, siempre y cuando usted no esté exagerando su consumo. Manténgase así hasta un máximo de dos bebidas por día: dos vasos de vino, dos cervezas, o dos onzas de licor fuerte. (Y si usted no bebe toda la semana, ¡eso no significa que usted puede tomar 14 bebidas el viernes por la noche!)

93. ¿Puedo viajar al extranjero?

Sí, pero hay algunas cosas a tener en cuenta, sobre todo si va a un país con recursos limitados donde hay insectos con los que normalmente no tendría contacto. Si su recuento de CD4 es más de 200, el riesgo es casi lo mismo que el de cualquier otra persona. Pero si su recuento es bajo, especialmente menor a 50, entonces es posible que reconsidere su viaje o esperar hasta que el recuento sea mayor.

El sitio web de la CDC (www.cdc.gov/travel/) tiene información excelente sobre países, especialmente sobre precauciones y vacunas. Las personas VIH positivas con recuentos de CD4 bajos (menos de 200) deben evitar en general las vacunas que contienen virus o bacterias vivas. Este es el caso de la vacuna oral contra la **fiebre tifoidea** (aplíquese la vacuna inyectable en su lugar). Si necesita la vacuna contra la **fiebre amarilla** y el recuento de CD4 es bajo, considere ir a Orlando en lugar de Uagadugú. Vacunarse está bien si usted tiene un alto recuento de CD4 y hay un riesgo cierto de que la fiebre amarilla en el destino a visitar. Asegúrese de haber recibido el refuerzo contra el tétanos en los últimos 10 años y que se vacunó contra la hepatitis A y B si todavía no está inmune (Pregunta 25). Tome las precauciones habituales para evitar la diarrea del viajero, y hable con su médico acerca de llevar con usted un antibiótico por si esto ocurre.

No importa dónde vaya, asegúrese de tener los suficientes medicamentos para todo el viaje y algo más. Planifique a futuro en caso de cancelación o retraso de los vuelos. Lleve los frascos originales para evitar problemas en el aeropuerto, transporte los medicamentos en el avión en vez de llevarlos en el equipaje despachado.

Por último, tenga en cuenta los nombres de algunos médicos o clínicas de VIH en las áreas donde viaje, especialmente si su condición médica es compleja o si va a estar fuera por un largo tiempo.

¡Buen viaje!

Fiebre amarilla
Una enfermedad grave causada por el virus de la fiebre amarilla, que se transmite por mosquitos y, a veces es adquirida por los viajeros a zonas de África o América Latina.

VIVIR CON LA INFECCIÓN POR VIH

94. ¿Puedo tener mascotas?

¡No ahogue a su gatito en el río solamente porque usted es VIH positivo! Todavía puede tener mascotas si sigue estas precauciones simples. Y recuerde que la mayoría de las preocupaciones y las precauciones se refieren a las personas con niveles bajos de CD4.

Si es posible, manténgase alejado de los animales muy jóvenes (menos de 6 meses de edad), y evite el contacto con animales enfermos. Si tiene mascotas con diarrea debe controlar los insectos en sus heces. Estos podrían transmitirse. Lávese bien las manos luego de acariciar a su mascota y antes de comer.

Los gatos pueden portar *Toxoplasma gondii*, el parásito que causa la toxoplasmosis (pregunta 56), que viene por comer caca de gato *"¡Pero yo no como caca de gato!"* me dirá. Estas cosas pueden pasar, por lo general, si usted ha estado cambiando la caja de arena y esta queda en sus manos y luego en la boca. Suponiendo que usted no está infectado (averigüe si usted tiene el anticuerpo *Toxoplasma* positivo), la mejor solución es conseguir que otra persona cambie la caja de arena. Si usted vive solo con Kitty, use guantes, lávese las manos, y cambiar la caja todos los días porque es más difícil tener toxoplasma de la caca fresca. Los gatos que viven adentro son más seguros que los vagabundos. Tome las mismas precauciones con la jardinería, también.

Los gatos también pueden transmitir *Bartonella*, la bacteria que causa la enfermedad por arañazo de gato en los niños, así como angiomatosis bacilar (una enfermedad de la piel) y **púrpura hepática** (una infección del hígado) en personas VIH positivas. Los gatos más viejos son más seguros que los jóvenes. No juegue rudo con su gato. Afortunadamente, estas son condiciones tratables y poco frecuentes. No es una justificación para que le haga quitar las uñas a su gato como medida preventiva. Lo sentimos, pero no se puede utilizar su condición de portador de VIH como una excusa para salvar su sofá.

Los reptiles, pollitos y patitos pueden llevar *salmonella*, una bacteria que causa diarrea y otros problemas, sobre todo en las personas VIH positivas. Lávese bien después de manipular al Sr. Lagarto o cámbielo por un animal diferente. También ha habido informes de *Salmonella* en golosinas para mascotas comunes, por lo que le pedimos no compartirlas con sus animales.

¿Qué pasa con los perros? No tengo *nada* malo para decir acerca de los perros.

95. ¿Puedo seguir practicando ejercicio?

Puede y debe hacerlo. Principalmente porque es una forma saludable de vida, y es importante para mantener su salud general si usted es VIH positivo. Sin embargo,

---

Púrpura hepática

Una infección hepática poco frecuente causada por *Bartonella*

---

hay algunas razones para hacer ejercicio que son específicas para el VIH, por ejemplo:

1. Algunos de los fármacos antirretrovirales más
   antiguos pueden causar acumulación de grasa,
   resistencia a la insulina, y elevaciones en el colesterol y los triglicéridos (preguntas 43 y 46), y
   esto a su vez puede aumentar el riesgo de enfermedades del corazón. Algunas personas que
   ahora toman agentes más nuevos están atrapadas
   en estos problemas gracias a los medicamentos
   que tomaron en el pasado. El ejercicio aeróbico
   ayuda a revertir todas esas condiciones.

2. Aunque no se sabe la causa, estamos viendo
   pérdida de densidad ósea en las personas con
   infección por VIH (pregunta 50). El ejercicio,
   especialmente el que involucra resistencia, puede
   ayudar a mantener la densidad ósea.

3. Algunos de los fármacos antirretrovirales más
   antiguos causaban lipoatrofia (pérdida de grasa)
   en las piernas, los brazos y las nalgas (pregunta
   46). El entrenamiento de resistencia puede
   aumentar la masa muscular en estas áreas, ayu-
   dando a compensar la pérdida de grasa. (Tenga
   en cuenta que el ejercicio aeróbico vigoroso,
   mientras que es excelente para la acumulación
   de grasa, puede hacer que la lipoatrofia empeore,
   ¡no es justo!)

4. Las personas VIH positivas están en mayor
   riesgo de depresión. El ejercicio es un buen antidepresivo natural.

Si usted no está acostumbrado a hacer ejercicio, comience
despacio. Camine más. Use las escaleras. Estacione en
el lugar más alejado del estacionamiento. Si solamente
le gusta caminar cuando el clima acompaña, vaya a
un gimnasio. No haga el mismo tipo de ejercicio cada
día, mézclelos para no aburrirse. Haga ejercicio con un

amigo, o escuche música o un libro grabado. Esa es mi manera favorita de pasar una hora tediosa en la bicicleta de ejercicio. Tiene más posibilidades de morir por tener una existencia de babosa que por el VIH. *¡No viva como una babosa!*

96. ¿Qué son las instrucciones anticipadas?

¿Puedo ser directo? *Todos nos vamos a morir.* Ya sea porque tiene VIH u otra afección crónica, o está rebosante de salud, algún día inspirará su último aliento. Antes de tener tratamientos eficaces para el VIH, la muerte por SIDA era una certeza. En esos días yo hablaba mucho con mis pacientes sobre la muerte, y sobre ayudarlos a tomar decisiones sobre el final de sus vidas. Hoy hablamos mucho más sobre la vida, la vejez y la jubilación, pero todavía los aliento (a mis pacientes, sus amigos y familiares) a hacer planes y hablar sobre sus deseos sobre la muerte y el hecho de morir acompañados de sus seres queridos. El mejor momento para pensar en esto es cuando uno se siente saludable y no tiene planes de dejar este mundo.

¿Qué clase de atención médica querría tener si estuviera enfermo e imposibilitado de tomar decisiones por sus propios medios? ¿Le gustaría que usen medidas para mantenerlo con vida, ser resucitado con **RCP,** o que lo pongan con un respirador en la unidad de cuidados intensivos, si las posibilidades de recuperación fueran bajas? ¿Le gustaría que no le realicen ningún tratamiento en absoluto, incluyendo alimentación artificial, si tiene una enfermedad terminal? ¿A quién elegiría para tomar decisiones médicas por usted?

Si ya conoce las respuestas a estas preguntas, es necesario tener **directivas anticipadas**, documentos legales

---

RCP

Resucitación cardiopulmonar Los procedimientos utilizados para tratar de revivir a alguien cuyo corazón se ha detenido y / o ha dejado de respirar.

Instrucciones anticipadas

Los documentos legales que le permiten tomar decisiones sobre la atención al final de su vida útil antes de tiempo (ver **testamento vital** y el **poder legal duradero para el cuidado de la salud**).

que informan sus deseos a los demás en caso de no poder hablar por sí mismo. Un **testamento vital,** es un documento legal que le permite escribir los tratamientos médicos y las medidas de soporte vital que se quiere o no quiere que se le impartan cuando no haya podido tomar esas decisiones por usted mismo. Este documento es importante pero no suficiente porque no cubre todas las decisiones importantes que pueda necesitar tomar. Es aún más importante elegir la persona que tome decisiones médicas por usted no puede hacerlo por sus propios medios. Si esa persona es su cónyuge legalmente reconocido, usted está cubierto, debido a que su cónyuge es automáticamente su pariente más cercano. Pero si quieres que a las decisiones las tome una pareja de hecho, un amigo o un miembro diferente de su familia, entonces usted necesitará designar a esa persona utilizando un **poder legal duradero para el cuidado de la salud**, un documento legal que prevalece sobre las reglas familiares y también sobre el testamento vital. Este documento también permite que su compañero o amigo lo visiten en el hospital si la visita se limita solo a los miembros de la familia inmediata. La persona que designe debe ser consciente de sus deseos con antelación, incluyendo lo que figura en su testamento vital, y deberían ponerse de acuerdo para actuar en función de ellos.

Todos deberíamos tener estos documentos. Usted no necesita un abogado, los formularios están disponibles en línea y en la mayoría de las clínicas y hospitales. Entregue una copia a su proveedor y a la persona que nombró como su tomador de decisiones.

Usted también debe tener su testamento, especialmente si desea que sus pertenencias vayan a alguien que no sea su familia inmediata. Si se necesita o no un abogado para redactar un testamento dependerá de la complejidad de sus finanzas y sus deseos. Hay testamentos sencillos que pueden redactarse usando programas de computación.

Testamento en vida (Testamento vital)

Un documento legal que le permite indicar qué procedimientos médicos y medidas de soporte vital le gustaría recibir que si ya no fuera capaz de tomar decisiones por sí mismo.

Poder legal duradero para el cuidado de la salud

Un documento legal que le permite autorizar a otra persona a tomar decisiones médicas en su nombre si pierde la capacidad de tomar decisiones por sí mismo.

VIVIR CON LA INFECCIÓN POR VIH

A nadie le gusta pensar o hablar acerca de la muerte, pero las consecuencias de no tener instrucciones anticipadas pueden ser trágicas. ¡Comunique sus deseos, y hágalos cumplir!

PARTE DIECISÉIS

Preguntas para aquellos que todavía tienen preguntas

¿Qué pasa con la teoría que dice que el VIH no causa SIDA?

¿Es verdad que las empresas farmacéuticas están reteniendo la cura para ganar más dinero?

¿Cuál es el estado de la epidemia global?

Más.

97. ¿Qué pasa con la teoría que dice que el VIH no causa SIDA?

En los primeros años de la epidemia del SIDA, poco después del descubrimiento del VIH, algunos científicos se preguntaron si realmente el SIDA estaba causado por la infección del VIH. Propusieron una cantidad de explicaciones alternativas sugiriendo que el SIDA se causaba por el abuso de drogas y zidovudina (en los países desarrollados) y la desnutrición (en los países en desarrollo). Estos científicos argumentaron que los **postulados de Koch** no se habían cumplido, y advirtieron que la terapia antirretroviral, en lugar de salvar vidas, las terminaba prematuramente.

Si esta hipótesis ya estaba traída de los pelos a finales de la década del 80, ahora resulta completamente descabellada. Los postulados de Koch se han cumplido con creces. Ahora tenemos una comprensión sólida y cada vez mayor sobre cómo el VIH infecta las células humanas, provoca daños en el sistema inmune, y causa el SIDA. Los efectos salvadores de los ART han sido bien establecidos por un sinnúmero de ensayos clínicos, de grandes estudios observacionales, y con los datos de grandes poblaciones. ¡No fue casualidad que la tasa de mortalidad por SIDA se haya reducido en un 50% al año siguiente de la presentación de la terapia TARA!

Los pocos llamados "científicos" que se aferran a sus hipótesis desacreditadas han olvidado uno de los principios fundamentales de la ciencia: Uno debe ser capaz de admitir que puede estar *equivocado*. Sus seguidores cada vez más escasos (la mayoría han muerto prematuramente o han recapacitado y comenzaron con la terapia antes de que fuera demasiado tarde) tratan ahora a "la negación del VIH" más como una secta religiosa que como una hipótesis científica. Estos personajes serían divertidos de no haber sido por su influencia. Afectaron las políticas

---

Postulados de Koch

Los cuatro criterios necesarios para probar que un microbio u organismo es la causa de una enfermedad. Los postulados son: 1) el organismo debe ser encontrado en todos los animales que sufren de la enfermedad, pero no en animales sanos; 2) el organismo debe aislarse de un animal enfermo, y hacerlo crecer en cultivo puro; 3) el organismo cultivado debe causar la enfermedad cuando se introduce en un animal sano; y 4) el organismo debe ser aislado nuevamente a partir del animal infectado experimentalmente.

de los gobiernos sudafricanos durante años, resultando en años de muertes evitables y nuevas infecciones, e influyeron sobre muchos crédulos que se rehusaron a seguir un tratamiento eficaz para una enfermedad fatal. Van a tener mucho de que arrepentirse cuando lleguen al Reino de los Cielos.

98. ¿Es verdad que las empresas farmacéuticas están reteniendo la cura para ganar más dinero?

Esta es una postura muy popular entre los teóricos conspiradores y aquellos que desprecian a las empresas farmacéuticas, pero los que son un poco más racionales dejan descansar este mito.

1. No es sorprendente que todavía no se pueda curar el virus VIH. La dificultad para encontrar una cura aparece en detalle en la pregunta 42.

2. Las personas que desarrollan los tratamientos en las empresas farmacéuticas son científicos. Están motivados por lo que motiva a los científicos en todas partes: las publicaciones en revistas prestigiosas, el respeto de sus colegas, los premios Nobel, las entrevistas televisivas, conseguir financiación para más investigación, y la certeza de que su trabajo es importante para la humanidad. Ningún científico que descubra la cura para el SIDA se va a quedar quieto, aunque haya un CEO maligno, hambriento de ganancias, sentado en una corporación que se lo ordene.

3. Las farmacéuticas son competitivas. Si están detrás de algo grande, la competencia no puede quedarse atrás. Ninguna empresa querría ser la *segunda* en encontrar La Cura. ¡Si una empresa tuviera la cura, ya lo sabríamos!.

4. Una cura para el SIDA sería muy rentable. También hay ganancias en un tratamiento de por vida, pero se comparte entre muchas empresas competidoras y no dura para siempre. Las patentes de los fármacos se vencen y quedan reemplazados por genéricos, que a su vez pierden la gracia cuando son reemplazados por agentes mejores y más nuevos. Veamos el caso de la hepatitis C: una cura cuesta alrededor de $80.000. Una cura para el VIH sería aún más cara. No hay que derramar lágrimas por la industria farmacéutica cuando exista una cura. Será muy lucrativa para la empresa que la desarrolle.

5. La *mayoría* de las teorías conspirativas se equivocan.

99. ¿Cómo sabemos que el VIH no fue creado en un laboratorio?

Esta teoría conspirativa muy famosa le da *crédito* a la ciencia de las generaciones pasadas. El VIH comenzó a infectar a seres humanos durante la primera mitad del siglo 20. Tenemos evidencias de la infección en humanos que se remota a los años 50, y probablemente haya sido una infección humana mucho antes que eso. La idea de que un virus tan complejo pudiera haber sido creado en un laboratorio es lo suficientemente descabellada, pero creer que puede haber sido inventado hace 80 años realmente es insólito.

Muy pocos que creen en esta teoría piensan que fue solamente un inocente experimento científico que salió mal. En realidad, creen que fue parte de una estratagema muy bien implementada para eliminar en un país, o en el mundo, los "elementos indeseables": los varones homosexuales, los usuarios de drogas inyectables y las minorías, elija lo que desee. En los años 30 la preocupación era la pobreza, en los años 40 los alemanes y los japoneses, y en los 50 y 60...los comunistas. Nadie tenía tiempo ni recursos para pensar en barrer a los gays o los drogadictos de la faz de la tierra. No estaban en el radar de nadie, excepto de *otros* gays y de otros drogadictos.

El hecho que la epidemia del VIH no se haya originado en el mundo desarrollado, donde, todos sabemos, viven todos los científicos maléficos, no encaja tampoco en esta teoría. Dado que la epidemia comenzó en África, habría que proponer que alguien estaba tratando de eliminar a los africanos, una estrategia que no sería seguramente bien recibida por las potencias colonialistas, que mantenían a estos países por sus ingresos y por la mano de obra.

Finalmente, es inconcebible que el inventor de un virus semejante haya planeado una epidemia que pretenda aniquilar a determinados grupos de personas. Su diseminación entre los hombres homosexuales, los adictos y las minorías fue accidental, y por supuesto no se mantuvo confinada a dichos grupos. A lo largo de la historia existieron ejemplos infames de abuso a la raza humana por parte de la ciencia y la medicina, pero la creación deliberada de la epidemia de VIH *no* es una de ellas.

100. ¿Cuál es el estado de la epidemia global?

A lo largo de este libro fui bastante optimista, hablando del VIH como una infección crónica, tratable, que es en lo que se ha convertido. Eso se debe a que, si usted está leyendo este libro, probablemente viva en un lugar donde hay tratamientos accesibles y disponibles. Es mucho más desafiante ser optimista sobre el estado de la epidemia global. Más de 35 millones de personas han muerto de SIDA, y más de 36 millones viven actualmente con la

A lo largo de la historia existieron ejemplos infames de abuso a la raza humana por parte de la ciencia y la medicina, pero la creación deliberada de la epidemia de VIH no es una de ellas.

infección por VIH, la mayoría de ellos en los países con recursos limitados, especialmente en el África subsahariana. El SIDA mató alrededor de 1,1 millones de personas en 2015. Ha acabado con ganancias económicas y sanitarias obtenidas con esfuerzo en muchos países en desarrollo, lo que reduce drásticamente la esperanza de vida e impulsa la aparición de millones de huérfanos, cuyo pronóstico es sombrío independientemente de su estado serológico. La epidemia amenaza con provocar un colapso económico, social y civil en países en los que una gran proporción de la población, incluyendo los líderes, maestros, médicos y funcionarios civiles, se infectan y mueren.

Las noticias no son *tan* malas. Alrededor del año 2000, el mundo desarrollado finalmente reconoció que no podía seguir ignorando la devastación en las partes más pobres del mundo, y comenzó a fluir el dinero por parte del gobierno, de sectores privados y filantrópicos para proporcionar tratamiento y salvar la vida de las personas en todo el mundo, o al menos en aquellos países donde había una voluntad política para hacer frente a la epidemia del SIDA. Los genéricos hicieron que los tratamientos fueran más accesibles.

La crisis financiera global amenazó los avances logrados, y aunque la economía ha mejorado en los Estados Unidos, el compromiso de nuestro país y de los demás países ricos del mundo depende en gran medida de los caprichos de los políticos. Además, los tratamientos que se ofrecen en la mayor parte del mundo todavía estarían considerados como de segunda clase para nuestros parámetros. La carga viral y las pruebas de resistencia son a menudo demasiado caras, y hay un menor número de medicamentos disponibles, por lo que las opciones son limitadas si falla el primer régimen. Lo más importante, el número de nuevas infecciones es mucho mayor que el número de personas que se comenzó el tratamiento, a pesar de nuestro progreso cada año retrocedemos más.

No puedo comenzar a juzgar estas cuestiones aquí, en esta respuesta final. Mi esperanza es que las personas VIH positivas que leen este se vean a sí mismos como parte de una comunidad global más amplia, en la que existen enormes desigualdades, pero una enorme promesa y esperanza. Nuestro planeta no ha enfrentado una crisis semejante en toda su historia. Aquellos que la afrontamos determinaremos nuestro futuro y que es lo que van a decir sobre nosotros aquellos que nos sucedan en el futuro. Tenemos los recursos, la inteligencia y la creatividad para resolver este problema; todo lo que necesitamos es la voluntad, la compasión y el buen sentido de las prioridades.

Recursos adicionales

El presente libro no es exhaustivo. Si lo ha leído por completo, entonces se acaba de iniciar en el tema. Existen muy buenas fuentes de información para personas VIH positivas, la mayoría de ellas en Internet. Lo invito a participar de mi propio foro de preguntas y respuestas interactivo ingresando en www.hivforum.tumblr.com. Si no es suficiente, aquí tiene otros sitios para mantenerse ocupado:

Sitios web

- *AIDS.gov*. Información básica sobre VIH y la estrategia y los programas del gobierno de los Estados Unidos: http://aids.gov/.
- *AIDSinfo*. Sitio del Departamento de Salud y Servicios Humanos de los Estados Unidos (HHS, por sus siglas en inglés), donde encontrará las últimas normas sobre tratamientos, información sobre medicamentos y novedades acerca de ensayos clínicos: www.aidsinfo.nih.gov.

- *AIDS InfoNet.* Un proyecto del Centro para la Educación y Entrenamiento sobre SIDA de Nuevo México que brinda información sobre el tratamiento y la prevención del VIH en varios idiomas: www.aidsinfonet.org.
- *AIDSmeds.* Una buena fuente de información sobre el tratamiento del VIH: www.aidsmeds.com.
- *AIDS Treatment News.* Un boletín para personas VIH positivas: http://aidsnews.blogspot.com.
- *Academia Americana de Medicina del Sida.* Puede encontrar información sobre médicos profesionales en VIH en su área: www.aahivm.org.
- *AmfAR (siglas en inglés para Fundación Americana para la Investigación sobre el SIDA).* Brinda información sobre VIH, incluso desarrollos de la investigación: www.amfar.org.
- *AVERT.* Información local e internacional sobre VIH, novedades y casos: www.avert.org.
- *BETA (siglas en inglés para Boletín de tratamientos experimentales contra el SIDA).* Un boletín publicado por la Fundación para el SIDA de San Francisco que cubre los nuevos desarrollos en terapias contra el VIH: www.sfaf.org/hiv-info/hot-topics/beta/.
- *The Body.* Un sitio orientado al paciente que brinda información actualizada, cobertura de nuevos hallazgos científicos y respuestas a las preguntas de los usuarios: www.thebody.com.
- *Centro Nacional para la Prevención de VIH/SIDA, Hepatitis virales, ETS y Tuberculosis.* Sitio web del CDC con información básica sobre VIH y datos sobre la epidemia en los Estados Unidos: www.cdc.gov/nchhstp/.
- *ClinicalTrials.gov.* Una fuente de información actualizada sobre estudios de investigación clínica patrocinados por el gobierno federal y empresas

privadas, que incluyen ensayos de terapias contra el VIH: www.clinicaltrials.gov.

- *GMHC (Gay Men's Health Crisis)*. Un sitio web orientado al paciente, con base en Nueva York que brinda información básica y novedades sobre el VIH: www.gmhc.org.

- *HIVandHepatitis.com*. Actualizaciones científicas: www.hivandhepatitis.com.

- *HIV InSite*. Información sobre VIH de la Universidad de California, San Francisco: http://hivinsite.ucsf.edu/.

- *Proyecto Nacional de Abogacía para el Tratamiento del SIDA (NATAP, por sus siglas en inglés)*. Excelente fuente de información de datos científicos nuevos sobre VIH y hepatitis C, que incluye estudios presentados en conferencias científicas: www.natap.org.

- *Instituto del SIDA del Departamento de Salud del estado de Nueva York*. Brinda información general sobre VIH/SIDA: www.health.state.ny.us/diseases/aids/.

- *Positively Aware*. Una revista dirigida a personas VIH positivas que incluye actualizaciones sobre el desarrollo de medicamentos y desarrollos científicos: http://positivelyaware.com/.

- *POZ*. Una revista en línea e impresa para personas VIH positivas: www.poz.com.

- *Project Inform*. Una organización que brinda información actualizada sobre el tratamiento del VIH: www.projectinform.org.

- *TPAN*. Una revista dirigida a personas VIH positivas que incluye actualizaciones sobre el desarrollo de medicamentos y desarrollos científicos: www.tpan.com.

A

Abscesos: Acumulaciones de pus (organismos infecciosos y glóbulos blancos) en la piel ("forúnculo") u otras partes del cuerpo.

Aciclovir: Medicamento utilizado para tratar herpes simple y el virus de la varicela-zóster.

Ácido folínico: *Ver* **Leucovorin**.

Acidosis láctica: Una peligrosa acumulación de ácido láctico (lactato) en la sangre, que puede producirse a raíz de la toma de algunos medicamentos antirretrovirales y también por otras afecciones médicas.

Activación inmune: Estimulación general del sistema inmune que puede ser causado por una variedad de infecciones, incluyendo la infección por VIH. En el caso del VIH, se cree que causa la disminución en el recuento de CD4 que se produce con el tiempo.

Acumulación de grasa (o lipohipertrofia): Un componente del "síndrome de lipodistrofia" en la que la grasa se acumula en partes anormales del cuerpo, tales como en el interior del abdomen, alrededor del cuello, en el pecho o en la espalda en la base del cuello ("joroba de búfalo").

ADAP: *Ver* **Programa de Asistencia para Medicamentos contra el SIDA**.

Adherencia: Término utilizado para hacer referencia a la conducta de un paciente respecto del cumplimiento de las recomendaciones sobre el tratamiento, que incluyen tomar la medicación, cumplir con las citas médicas, etc.

Administrador de casos: Persona que ayuda a coordinar su atención médica, proporciona referencias para los servicios necesarios, y determina si usted califica para algún programa de asistencia o ayuda social.

ADN del VHB: La "carga viral" de la hepatitis B, que se utiliza para hacer el diagnóstico en algunas personas con anticuerpos contra el VHB negativos y para supervisar la respuesta al tratamiento de la hepatitis B.

Afección indicadora del SIDA (o afección que define SIDA): Una de una lista de afecciones, que incluyen infecciones oportunistas y enfermedades malignas, utilizada por el CDC para determinar quién tiene SIDA.

Afección que define SIDA: *Ver* **Afección indicadora del SIDA**.

Aftas: Úlceras dolorosas en la boca (estomatitis aftosa) o esófago (esofagitis aftosa) que pueden producirse en personas con VIH. Se desconoce la causa.

Agentes revertidores de la latencia: Medicamentos bajo estudio en estrategias de curación experimentales que activan las células CD4 en reposo infectadas por el VIH a fin de eliminar el depósito latente (*ver* "**Atacar y eliminar**").

AINE: *Ver* **Medicamentos antiinflamatorios no esteroideos**.

Alfa-fetoproteína (AFP): Un análisis de sangre utilizado para detectar cáncer de hígado.

Anemia: Una deficiencia de glóbulos rojos, generalmente diagnosticada por un número bajo de hemoglobina o hematocritos en un conteo sanguíneo completo.

Anfotericina B: Medicamento intravenoso utilizado para tratar infecciones fúngicas.

Angiomatosis bacilar: Una enfermedad bacteriana de la piel causada por *Bartonella*, que genera lesiones elevadas color púrpura en la piel; a veces se confunde con el sarcoma de Kaposi.

Anoscopía de alta resolución (AAR): Un procedimiento utilizado para examinar más de cerca la pared del ano para detectar displasia debido a la infección por virus del papiloma humano (VPH) en personas que han tenido citologías anales anormales.

Anoscopía: *Ver* **Anoscopía de alta resolución**.

Antagonista de CCR5: Un medicamento que bloquea CCR5.

Anticuerpo contra el VHA: Un análisis de sangre para detectar la hepatitis A. Las pruebas de anticuerpos IgM para hepatitis A aguda. Las pruebas de anticuerpos IgG o totales para la infección previa o vacunación.

Anticuerpos: Proteínas utilizadas por el sistema inmune para combatir una infección. Los anticuerpos se forman mediante la exposición a antígenos, sustancias extrañas como virus o bacteria.

Antidepresivos: Medicamentos utilizados para tratar la depresión.

Antígeno criptocócico: Una prueba de laboratorio realizada en sangre o líquido cefalorraquídeo utilizada para diagnosticar la meningitis criptocócica.

Antígenos: Proteínas de organismos, como bacterias o virus, que estimulan una respuesta inmune.

Anti-HB: *Ver* **HBsAb**.

ARC: *Ver* **Complejo relacionado con SIDA**.

ARN: Ácido ribonucleico, el material genético del virus del VIH. ARN viral se convierte en ADN mediante transcriptasa inversa, y el ADN viral se inserta posteriormente en ADN de células humanas. Posteriormente, el ADN se transcribe nuevamente en ARN, que a su vez se convierte en proteínas que se utilizan para producir nuevas partículas de virus.

ARN del VHC: La "carga viral" para la hepatitis C, que se utiliza para confirmar el diagnóstico en personas con un anticuerpo contra el VHC positivo, para hacer el diagnóstico en algunas personas con un anticuerpo negativo, y para supervisar la respuesta al tratamiento de la hepatitis C.

ARN plasmático del VIH: *Ver* **Carga viral**.

Aspergillus: Un hongo que causa aspergilosis, una infección potencialmente grave que involucra a los pulmones y puede presentarse en personas con VIH muy avanzado.

"Atacar y eliminar": Una estrategia de cura experimental en la cual las células CD4 en reposo infectadas con VIH se activan en primer lugar mediante agentes de reversión de la latencia.

Atovacuona: Medicamento utilizado para tratar o prevenir la PCP, vendido con la marca *Mepron*.

Azitromicina: Un antibiótico que se puede utilizar para tratar o prevenir MAC así como también infecciones pulmonares bacterianas.

B

Bactrim: *Ver* **sulfametoxazol-trimetoprima**.

Bartonella: Una bacteria que puede causar una enfermedad cutánea (angiomatosis bacilar) o una enfermedad hepática (peliosis hepática) en personas con VIH.

Benzodiazepina: Clase de medicamentos utilizados para tratar la ansiedad y el insomnio. Diazepam (*Valium*) y alprazolam (*Xanax*) son ejemplos bien conocidos. Los medicamentos pueden causar dependencia y pueden interactuar con algunos medicamentos antirretrovirales.

Bilirrubina: Pigmento producido en el hígado. Cuando los niveles de bilirrubina son demasiado altos, la piel y los ojos se vuelven amarillos ("ictericia"). La bilirrubina elevada puede ser causada por la hepatitis o por dos medicamentos antirretrovirales: indinavir (*Crixivan*) o atazanavir (*Reyataz*).

Biopsia: Procedimiento en el cual se extrae una muestra de tejido, ya sea con una aguja a través de la piel, a través de un endoscopio que se introduce en los pulmones o el tracto gastrointestinal, o mediante un procedimiento quirúrgico. La muestra se examina bajo el microscopio y/o se somete a la prueba de cultivo para hacer un diagnóstico.

Biopsia del riñón: Un procedimiento en el que se extrae una parte de un riñón mediante una aguja que se inserta a través de la piel con el fin de averiguar la causa de los trastornos renales.

Blip: Una carga viral detectable única con cargas virales indetectables antes y después.

Broncoespasmo (o vías respiratorias reactivas): La tendencia de los bronquios (vías respiratorias en los pulmones) a constreñirse (estrecharse), causando dificultad para respirar o tos. Puede ser crónico (en pacientes con asma, por ejemplo) o temporario, a raíz de una infección de las vías respiratorias superiores.

Broncoscopía: Un procedimiento de diagnóstico en el que se inserta un tubo flexible en los pulmones a través de la boca (bajo sedación) para poder tomar las muestras o biopsias.

Bronquitis: Una infección de los bronquios (vías respiratorias), por lo general causada por una infección viral, a menudo después de un resfriado común.

C

Cáncer de ano: Cáncer de ano ocasionado por el virus del papiloma humano (VPH).

Cáncer de cuello uterino: El cáncer del cuello del útero (la boca del útero) causada por el virus del papiloma humano (VPH).

Cáncer hepático: *Ver* **Carcinoma hepatocelular**.

Cándida: Un hongo (levadura) que puede causar candidiasis, esofagitis, y vaginitis en personas con infección por VIH.

Candidiasis: Candidiasis bucal, una infección por levadura que afecta la boca y presenta placas blancas/amarillas similares al requesón, en el paladar, las encías o parte posterior de la garganta.

Candidiasis: Infección causada por *Cándida*, una levadura común.

Candidiasis eritematosa: Una infección de la boca causada por *Cándida* en la que el techo de la boca (paladar) se pone rojo y a veces duele.

Candidiasis orofaríngea: Infección por *Cándida* (levadura) que abarca la boca y la garganta, candidiasis, queilitis angular y candidiasis eritematosa.

Carcinoma hepatocelular (o hepatoma, o cáncer de hígado): Cáncer del hígado que puede ser causado por el alcoholismo o la hepatitis crónica.

Carga viral (o **ARN plasmático del VIH**): Una prueba de laboratorio que mide la cantidad de virus del VIH en el plasma (sangre), expresado como "copias por milímetro". La carga viral predice la tasa de progresión del SIDA. Es la prueba más importante para medir la efectividad de la TARV y también ayuda a determinar la necesidad de tratamiento.

CBC: *Ver* **Conteo sanguíneo completo**.

CCR5: *Ver* **Correceptores**.

CDC: *Ver* **Centros para el Control y la Prevención de Enfermedades**.

Cefalea tensional: Dolor de cabeza causado por tensión muscular.

Célula CD4: *Ver* **Linfocito CD4**.

Células CD4 en reposo: Células CD4 longevas que pueden albergar ADN de VIH, que no puede verse afectado por una terapia antirretroviral dado que la célula no se replica y por ende, son un depósito importante de VIH latente.

Células CD8 (o **linfocitos CD8, o células T supresoras**): Otro tipo de linfocitos afectados por la infección por VIH. La medición de las células CD8 no es necesaria, dado que el

recuento de CD8 no se utiliza para tomar decisiones sobre el tratamiento.

Células mucosas: Células que recubren los órganos internos y los orificios del cuerpo, como la boca, la nariz, el ano y la zona genital.

Centros para el Control y la Prevención de Enfermedades (CDC, por sus siglas en inglés) Una rama del gobierno federal, dentro del Departamento de Salud y Servicios Humanos de los Estados Unidos (HHS, por sus siglas en inglés), que se encarga del seguimiento, la prevención y el control de problemas de salud en los Estados Unidos, incluyendo las enfermedades infecciosas como el VIH.

Cepa: En el caso del VIH, un tipo de virus, como en "cepa resistente al medicamento".

Cepas recombinantes: Cepas de VIH que son combinaciones de dos o más de otras cepas.

Ciclo de vida: En la infección por VIH, las etapas que atraviesa el virus, desde su entrada en las células humanas hasta su réplica y la liberación de nuevas partículas de virus en la sangre.

Cirrosis: Una forma de daño permanente al hígado causado por el alcoholismo o la hepatitis crónica.

Citomegalovirus (CMV): Un virus que puede infectar los ojos, el tracto gastrointestinal, el hígado y el sistema nervioso en las personas con VIH avanzado. La causa más común de retinitis (infección de la parte posterior del ojo).

Clamidia: Una infección de transmisión sexual causada por *Chlamydia trachomatis*.

Claritromicina: Un antibiótico que se puede utilizar para tratar o prevenir MAC así como también infecciones pulmonares bacterianas.

Clases de medicamentos: Categorías o grupos de medicamentos contra el VIH que se clasifican sobre la base de cómo actúan y la etapa del ciclo de vida viral en la que se centran.

CMV: *Ver* **Citomegalovirus**.

Coccidioidomicosis ("fiebre del Valle"): Una enfermedad causada por *Coccidioides immitis*, un hongo que se encuentra principalmente en los desiertos y valles del suroeste de los Estados Unidos y norte de México. Puede causar enfermedad pulmonar, meningitis e infección de otros órganos.

Cóctel: Un término anticuado para un régimen antirretroviral (combinación de medicamentos antirretrovirales).

Coinfección: La combinación de dos infecciones, como el VIH más el virus de la hepatitis B o bien el virus de la hepatitis C.

Colesterol: Una sustancia que se encuentra en los tejidos del cuerpo y la sangre. El colesterol se ingiere (en carne o productos derivados de animales) y también es fabricado por el cuerpo. Los niveles de colesterol se miden mediante análisis de sangre.

Colitis: Infección o inflamación del colon (intestino grueso).

Colonización: La presencia en el cuerpo de microorganismos (virus, bacterias, etc.) que no están causando síntomas o enfermedades.

Colonoscopía: Un procedimiento médico en el cual se inserta un tubo flexible en el recto y el colon a través del ano, mientras el paciente está sedado, con el fin de detectar anomalías y tomar biopsias.

Colposcopía: Un procedimiento utilizado para examinar más de cerca el cuello del útero para detectar displasia debido al virus del papiloma humano (VPH) en mujeres que han tenido pruebas de Papanicolaou anormales.

Complejo *Mycobacterium avium* (MAC, por sus siglas en inglés): Bacteria relacionada con la tuberculosis que genera enfermedades en personas con VIH avanzado, que incluyen fiebre, sudores nocturnos, pérdida de peso, diarrea, enfermedad del hígado, dolor abdominal y anemia. . También conocido como *Mycobacterium avium intracellulare* (MAI).

Complejo relacionado con el SIDA (CRS): Un término antiguo, que ya no se utiliza, para la etapa del VIH en el que las personas tienen síntomas pero no han desarrollado SIDA aún. Ahora denominado "infección por VIH sintomática".

Comprimidos de clotrimazol: Pastillas antifúngicas usadas para tratar la candidiasis.

Conteo sanguíneo completo ((CSC): Un análisis de sangre estándar que mide los recuentos de glóbulos rojos y glóbulos blancos, hematocrito, hemoglobina y recuento de plaquetas.

Controladores de élite: Personas infectadas con VIH cuyos recuentos de CD4 se mantienen altos y cuyas cargas virales son indetectables sin tratamiento.

Correceptores (o quimiocinas): Las proteínas en la superficie de la célula CD4 y otras células a las que el virus se une después de unirse al receptor CD4, pero antes de entrar en la célula. Hay dos correceptores: CCR5 y CXCR4.

Cortisol: La hormona esteroide producida por la glándula suprarrenal esencial para muchas funciones corporales, incluyendo la respuesta al estrés.

Cotrimoxazol: *Ver* **Sulfametoxazol-trimetoprima**.

Criptosporidiosis: La diarrea causada por *Cryptosporidium*, un parásito que puede encontrarse en el agua contaminada o transmitirse de persona a persona.

Cryptococcus: Un hongo o levadura que es una causa común de meningitis en personas con infección por VIH.

Cryptosporidium: Parásito que causa la criptosporidiosis, que puede causar diarrea crónica en personas inmunodeprimidas. El organismo se puede encontrar en el agua contaminada o transmitirse de persona a persona.

Cumplimiento: *Ver* **Adherencia**.

CXCR4: *Ver* **Correceptores**.

D

Dapsona: Medicamento utilizado para tratar o prevenir la PCP y para prevenir la toxoplasmosis.

Definición del caso del SIDA: Los criterios utilizados por los Centros para el Control y la Prevención de Enfermedades (CDC, por sus siglas en inglés) para clasificar a una persona que tiene SIDA (*ver* **SIDA**).

Deleción de Delta 32: Una condición genética que resulta en la ausencia del correceptor CCR5 en la célula CD4. Las personas que son heterocigotas para esta deleción (la mutación

GLOSARIO

está presente en una sola copia del gen) pueden infectarse con VIH, pero progresan más lentamente. Los que son homocigotas (la mutación está presente en ambas copias del gen) no pueden infectarse con virus para R5, la forma más común de circulación de VIH.

Depósito: Células humanas de larga vida que pueden infectarse con VIH permitiendo que persista (permanezca latente) durante el resto de vida de la persona. Las células CD4 en reposo son el ejemplo más conocido, pero existen otros depósitos en el cuerpo humano.

Derivado proteico purificado (PPD, por sus siglas en inglés): *Ver* **Prueba cutánea de la tuberculina**.

Dermatitis seborreica: Una afección cutánea común que causa escamas en la cara, especialmente alrededor de las cejas y en las mejillas.

Descanso del tratamiento: Un término antiguo para una interrupción de la terapia, por lo general cuando es el paciente quien tomó la decisión.

Desintoxicación: La eliminación de sustancias tóxicas del cuerpo. Una función importante del hígado y los riñones.

Detectable: Una palabra utilizada para describir una carga viral que es suficientemente alta para ser medida por una prueba de carga viral. Una

carga viral detectable es una carga que está por encima de 20 a 75, dependiendo de qué prueba se esté utilizando.

Diabetes: Un trastorno que resulta en cantidades elevadas de glucosa (azúcar) en la sangre y la orina.

Directivas médicas por adelantado: Documentos legales que le permitirán tomar decisiones sobre la atención terminal con anticipación (*ver* **Testamento en vida** y **Poder notarial duradero para la atención de salud**).

Disfagia: Dificultad para tragar.

Displasia anal: Células anormales en el ano ocasionadas por el virus del papiloma humano (VHP). Si no se trata, puede derivar en cáncer de ano.

Displasia cervical: Las células anormales del cuello uterino, la boca del útero, causadas por el virus del papiloma humano (VPH). Si no se trata, puede derivar en cáncer de cuello uterino.

Displasia: El desarrollo o crecimiento anormal de los tejidos, órganos o células.

Dolor de cabeza por sinusitis: Dolor de cabeza causado por la congestión de los senos paranasales (*ver* **Sinusitis**).

dT: *Ver* **Toxoide tetánico**.

E

Efectos secundarios: Efectos secundarios no deseados de un medicamento o un tratamiento que son evidentes para la persona tratada (*ver* **Toxicidad**).

EIA: *Ver* **Inmunoanálisis ligado a enzimas.**

EIP: *Ver* **Enfermedad inflamatoria pélvica.**

ELISA: *Ver* **Inmunoanálisis ligado a enzimas.**

Encefalitis: Una infección del cerebro.

Endoscopía: Un procedimiento médico en el que se inserta un tubo flexible en el esófago y el estómago a través de la boca, mientras el paciente está sedado, con el fin de tomar muestras o biopsias o de tratar una variedad de afecciones.

Enfermedad de Hodgkin: Un tipo de linfoma que es más común en personas con VIH, pero es menos común que el linfoma no Hodgkin (LNH).

Enfermedad inflamatoria pélvica (EIP): Una infección seria del útero y de las trompas de Falopio generalmente causada por infecciones transmitidas por vía sexual, especialmente gonorrea y clamidia.

Enfermedad reactiva de las vías respiratorias: *Ver* **Broncoespasmo.**

Ensayo clínico: Un estudio en el que se prueba un tratamiento para una afección médica en voluntarios humanos para determinar la seguridad y/o eficacia del tratamiento. En el caso del VIH, esto podría incluir el estudio de medicamentos en investigación o aprobados. En un ensayo aleatorio, se comparan dos o más tratamientos, y el tratamiento se selecciona por azar. En un ensayo doble ciego, ni el sujeto ni el investigador saben qué tratamiento está recibiendo el sujeto. En un ensayo controlado con placebo, se compara un medicamento con una sustancia inactiva que es idéntica en apariencia. En un ensayo multicéntrico, el mismo ensayo se lleva a cabo de forma simultánea en múltiples centros, a veces en varios países. Los ensayos de fase I evalúan los niveles de seguridad y de medicamento y ayudan a determinar un rango de dosis en un pequeño número de voluntarios que pueden ser VIH positivo o negativo. Los ensayos de fase II se llevan a cabo en un mayor número de sujetos, considerando la seguridad y la eficacia, a menudo de varias dosis de la medicación. Los ensayos de fase III son grandes estudios realizados en varios centros que están diseñados para verificar si el tratamiento es eficaz y para recoger más información sobre seguridad. Los ensayos de fase IV se producen después de la aprobación de un tratamiento para averiguar más acerca de su eficacia, seguridad y la mejor manera de utilizarlo.

Ensayo de liberación de Interferón-gamma (IGRA, por sus siglas en inglés): Un análisis de sangre utilizado para detectar la infección latente con la bacteria de la tuberculosis como una alternativa a la prueba cutánea de la tuberculina. *QuantiFERON-TB Gold* es el IGRA más comúnmente utilizado.

Ensayo de tropismo: Un análisis de sangre utilizado para descubrir si su virus ingresa en la célula CD4 utilizando un correceptor de CCR5 (virus para R5) o el correceptor de CXCR4 (virus para X4). Esta prueba es necesaria antes de tomar un inhibidor de CCR5, el cual solo debería utilizarse con virus para R5.

Enteritis: Infección o inflamación del intestino delgado.

Entrada: El proceso por el cual el VIH entra en las células humanas.

Envoltura: La superficie externa del virus del VIH.

Enzimas hepáticas: *Ver* **Transaminasas**.

Enzimas: Las proteínas que llevan a cabo una función biológica. Ejemplos de enzimas transportadas por el VIH incluyen la transcriptasa inversa, integrasa y proteasa. Cada una desempeña un papel en permitir que el virus se reproduzca, y cada una es un objetivo para la terapia antirretroviral.

Epidemia: La aparición de nuevos casos de la enfermedad (especialmente una enfermedad infecciosa) en una población humana a un ritmo mayor del esperado.

Esofagitis: Infección o inflamación del esófago.

Esófago: El tubo que conecta la boca y la garganta con el estómago.

Esputo inducido: Una prueba utilizada para diagnosticar la PCP o la tuberculosis en la que los pacientes inhalan una niebla salina que les hace toser profundamente. La muestra de esputo se envía al laboratorio para su análisis. También se llama "inducción de esputo".

Estatina: La denominación común para inhibidores de la HMG-CoA reductasa, medicamentos que reducen el colesterol.

Esteatosis hepática ("hígado graso"): Una acumulación de grasa en el hígado que puede ser causado por una variedad de afecciones médicas. Cuando es causada por agentes antirretrovirales, a menudo está acompañada de acidosis láctica.

Etambutol: Medicamento que se usa para el tratamiento de MAC y la tuberculosis en combinación con otros medicamentos.

Evaluación neuropsicológica: Una serie de pruebas, realizadas, en general, por un psicólogo o neurólogo, para evaluar la memoria y las habilidades de razonamiento. Puede ser utilizada para diagnosticar la demencia o para determinar si una persona tiene depresión o demencia.

Examen del fenotipo: Un tipo de prueba de resistencia que mide la capacidad del virus para replicarse en diferentes concentraciones de medicamentos antirretrovirales.

F

Famciclovir: Medicamento utilizado para tratar herpes simple y el virus de la varicela-zóster.

Faringe: Garganta.

Faringitis estreptocócica: El término común para *streptococcal pharyngitis*, una infección bacteriana de la garganta causada por el *Streptococcus* beta-hemolítico del grupo A.

Fiebre amarilla: Una enfermedad grave causada por el virus de la fiebre amarilla, que es transmitido por los mosquitos y en algunas ocasiones adquirida por quienes viajan a partes de África o América Latina.

Flucitosina (5FC): Un medicamento utilizado para tratar las infecciones fúngicas, por lo general en combinación con anfotericina.

Fluconazol: Un medicamento utilizado para tratar las infecciones fúngicas.

FMLA: *Ver* **Ley de licencia por razones médicas y familiares**.

Foliculitis: Infección de los folículos del pelo y la piel alrededor de ellos.

Fracaso: La pérdida de actividad de la TARV. Incluye fracaso virológico (carga viral detectable en la terapia), fracaso inmunológico (recuento de CD4 cae con la terapia), y el fracaso clínico (empeoramiento de los síntomas de la terapia).

Fusión: La etapa final de la entrada viral en la que la envoltura del virus se fusiona con la membrana de la célula, lo que permite la entrada del virus en las células. Un inhibidor de la fusión bloquea este proceso.

Fusión: La primera etapa de entrada en la que el virus se une al receptor CD4. Los inhibidores de la fusión bloquearán esta etapa, aunque ninguno de ellos actualmente cuenta con aprobación.

G

Ganglios linfáticos: Estructuras del cuerpo humano que son parte del sistema inmune, y actúan como filtros que recolectan y destruyen bacterias y virus.

GLOSARIO

Gastritis: Infección o inflamación del estómago.

Gastrointestinal: Relacionado con el tracto gastrointestinal: esófago, estómago, intestino delgado, colon y recto.

Glándulas suprarrenales: Glándulas en el abdomen que producen cortisol, una hormona esteroide que es fundamental para las funciones principales del cuerpo, incluso la respuesta al estrés.

Glóbulo blanco (WBC, por sus siglas en inglés): Un tipo de célula sanguínea que ayuda a combatir una infección. Las células CD4 son un tipo de linfocito, que es un tipo de glóbulo blanco.

Glóbulos rojos (RBC, por sus siglas en inglés): Glóbulos rojos que transportan oxígeno a los órganos del cuerpo. Si no tiene RBC suficientes, sufre de anemia.

Glucosa en ayunas: Mide los niveles de glucosa en sangre después de las horas sin comida.

Gonorrea: Una infección de transmisión sexual causada por la bacteria *Neisseria gonorrhoeae*.

gp120: La parte de la envoltura (superficie externa) del VIH que se une a receptores en la superficie de la célula CD4, lo que permite la entrada en la célula.

Grasa subcutánea: Grasa encontrada debajo de la piel.

Grasa visceral: Grasa presente dentro del abdomen, alrededor de los órganos internos, en lugar de estar debajo de la piel.

Gripe: *Ver* **Influenza**.

H

HBsAb (o **anti-HB**): Un análisis de sangre para determinar la inmunidad a la hepatitis B. Un resultado positivo significa que es inmune al virus de la hepatitis B, ya sea debido a una infección previa o vacunación.

HBsAg: Un análisis de sangre para diagnosticar la hepatitis B aguda o crónica. Un resultado positivo significa que hay hepatitis activa, pero no distingue entre la hepatitis aguda y crónica.

Hematocrito: Una medición de la cantidad de glóbulos rojos en la sangre. (*Ver* **Conteo sanguíneo completo** y **Anemia**.)

Hemoglobina: El componente de transporte de oxígeno de los glóbulos rojos También se utiliza como una medición de la cantidad de glóbulos rojos en la sangre. (*Ver* **Conteo sanguíneo completo** y **Anemia**.)

Hepatitis: Inflamación o infección del hígado.

Hepatitis A: Una infección viral del hígado causada por el virus de la hepatitis A (VHA). Se transmite por la ingesta de heces o de alimentos o agua contaminada con heces fecales. A diferencia de las hepatitis B y C, la hepatitis A nunca causa una infección crónica.

Hepatitis B: Una infección viral del hígado causada por el virus de la hepatitis B (VHB). Al igual que el VIH, se transmite sexualmente, a través de la exposición a sangre infectada o durante el parto. Una proporción de personas con infección por el VHB puede desarrollar hepatitis crónica y enfermedad hepática.

Hepatitis C: Una infección viral del hígado causada por el virus de la hepatitis C (VHC). Se transmite principalmente a través de la exposición a la sangre (uso de drogas inyectables o las exposiciones ocupacionales), pero también puede transmitirse por vía sexual. La hepatitis C suele causar una infección crónica.

Hepatoma: *Ver* **Carcinoma hepatocelular**.

Hepatotoxicidad: *Ver* **Toxicidad hepática**.

Herpes (o **herpes zóster**): Una erupción ardiente, que suele producirse en una franja lineal en un lado del cuerpo, causada por la reactivación del virus de la varicela (virus de la varicela zóster, VZV, por sus siglas en inglés).

Herpes zóster: *Ver* **Herpes**.

HHV-8: Virus que causa el sarcoma de Kaposi, el síndrome de Castleman y algunos linfomas extraños. También se denomina virus del herpes asociado con el sarcoma de Kaposi (KSHV).

Hiperlipidemia: Una elevación anormal de lípidos (colesterol y/o triglicéridos) en la sangre.

Hipogonadismo: Una deficiencia de testosterona, la hormona sexual masculina.

Hipotiroidismo: Una deficiencia en la hormona tiroidea.

Histoplasmosis: Enfermedad causada por *Histoplasma capsulatum*, un hongo que se encuentra principalmente en los valles de los ríos Ohio y Mississippi, que causa infección pulmonar en personas con sistemas inmunes normales, y la infección de los pulmones y otros órganos en personas con recuentos bajos de CD4.

HIVAN: *Ver* **Nefropatía, asociada al VIH**.

HLA B*5701: Un análisis de sangre utilizado para predecir la probabilidad de la reacción de hipersensibilidad a abacavir (HSR). Si el resultado es positivo, no debe tomar abacavir. Si es negativo, es muy poco probable que desarrolle la ISS.

HPV: *Ver* **Virus del papiloma humano**.

HRA: *Ver* **Anoscopía de alta resolución**.

HSR: *Ver* **Reacción de hipersensibilidad**.

I

Indetectable: Término utilizado para describir una carga viral que es demasiado baja para ser medida por una prueba de carga viral. Una carga viral indetectable es menor a 20 con la prueba más comúnmente utilizada.

Infección por VIH (o la enfermedad del VIH): El nombre de la enfermedad causada por la infección por VIH. El SIDA es una etapa tardía de la infección por VIH.

Infección por VIH asintomática: Una etapa temprana de la infección por VIH en la cual las personas infectadas tienen una prueba positiva pero no padecen síntomas.

Infección por VIH avanzada: La etapa más avanzada de la infección por VIH, generalmente en personas con conteos de CD4 debajo de 50 o 100.

Infección por VIH sintomática: Una etapa de la infección por VIH en que las personas tienen síntomas causados por el VIH, como pérdida de peso, diarrea, o candidiasis pero no han desarrollado aún una infección indicadora de SIDA.

Infección primaria por VIH: La etapa de infección por VIH que tiene lugar poco después de la infección. En esta etapa, la carga viral es muy alta pero las pruebas de anticuerpos pueden ser negativas o indeterminadas. Las personas suelen tener síntomas durante esta etapa (*ver* **Síndrome retroviral agudo**).

Infecciones de transmisión sexual (ITS): Infecciones transmitidas entre personas a través de una actividad sexual. También denominadas enfermedades de transmisión sexual (ETS).

Infecciones oportunistas (IO): Infecciones que se aprovechan de la inmunodeficiencia. Algunas infecciones oportunistas se producen *únicamente* en personas inmunodeprimidas; otras aparecen en cualquier persona pero son más graves o progresivas con la inmunodepresión.

Influenza ("gripe"): Una infección viral causada por el virus de la influenza que causa fiebre, dolores musculares, síntomas respiratorios y síntomas gastrointestinales durante los meses de invierno y se debe prevenir mediante la vacunación en el otoño. Un resfriado fuerte no es gripe.

INH: *Ver* **Isoniazida**.

Inhibidor de la integrasa: Un medicamento antirretroviral que bloquea el proceso de integración.

Inhibidores de entrada: Medicamentos que bloquean la entrada del virus en la célula CD4.

Inhibidores de la proteasa potenciados: Estos se combinan un inhibidor de la proteasa (IP) con cobicistat o con una dosis baja de ritonavir (*Norvir*), otro IP que se utiliza solo para aumentar los niveles de medicamento y prolongar la vida media de otros IP.

Inhibidores no nucleósidos de la transcriptasa inversa (INNTI): Clase de medicamentos antirretrovirales que bloquea la transcriptasa inversa de ARN viral en ADN mediante la interferencia con la actividad de la transcriptasa inversa.

Inhibidores nucleósidos análogos de la transcriptasa reversa (o **INTI**, o **"nukes"**): Clase de medicamentos antirretrovirales que bloquea la transcriptasa inversa de ARN viral en ADN mediante la imitación de nucleósidos, las bases fundamentales del ADN.

Inmunoanálisis ligado a enzimas (ELISA o EIA): Tradicionalmente, la prueba de anticuerpos inicial utilizada para diagnosticar la infección por VIH. Se confirmaron pruebas positivas con ensayos de Western blot.

Inmunodeficiencia (o inmunodepresión): Un estado en el que el sistema inmune se daña o altera, ya sea desde el nacimiento (inmunodeficiencia congénita) o adquirida, como en la infección por VIH.

INNTI: *Ver* **Inhibidores no nucleósidos de la transcriptasa inversa**.

Institutos Nacionales de Salud (NIH, por sus siglas en inglés): Un agencia del gobierno federal (dependiente del Departamento de Salud y Servicios Humanos de los Estados Unidos (U.S. Department of Health and Human Services) responsable de realizar y financiar la investigación médica.

Insuficiencia suprarrenal: Una deficiencia en la cantidad de cortisol producido por la glándula suprarrenal.

Integración: La inserción de ADN viral en el ADN humano en el núcleo de la célula.

Integrasa: Una enzima viral que permite la integración (inserción) de ADN viral en el ADN humano.

Interferón: Un medicamento inyectable utilizado en el pasado para tratar la hepatitis C y, a veces hepatitis B.

Interrupción del tratamiento: Interrupción de la terapia antirretroviral. Ya no se utiliza.

GLOSARIO

227

Interrupción estructurada del tratamiento: Un término antiguo de una interrupción de la terapia, que fue aprobada por el médico.

INTI: *Ver* **Inhibidores nucleósidos análogos de la transcriptasa inversa.**

IO: *Ver* **Infecciones oportunistas.**

Isoniazida (**INH,** por sus siglas en inglés): Un medicamento utilizado para tratar o prevenir la tuberculosis.

Isosporiasis: Una enfermedad causada por el parásito *Isospora belli*, que genera diarrea crónica en personas con recuentos de CD4 bajos. No es común en los Estados Unidos y otros países desarrollados.

ITS: *Ver* **Infecciones de transmisión sexual.**

K

KS: *Ver* **Sarcoma de Kaposi.**

KSHV: *Ver* **Virus del herpes asociado con sarcoma de Kaposi.**

L

Latencia: La capacidad del VIH de persistir en las células humanas durante el tiempo de vida de un individuo infectado mediante la inserción de su ADN en células de depósito de larga vida.

Lavado de semen: Una técnica en la que se separa el esperma del semen para disminuir el riesgo de transmisión del VIH a una mujer durante la concepción.

Leucoencefalopatía multifocal progresiva (**LMP**): Una infección del cerebro causada por el virus JC, que resulta en deterioro neurológico progresivo.

Leucopenia: Una disminución en el número de glóbulos blancos.

Leucoplasia vellosa oral (**LVO**): Placas blancas indoloras o "rayas", en ambos lados de la lengua ocasionadas por el virus de Epstein-Barr.

Leucovorina (o **ácido folínico**): Un medicamento utilizado para prevenir la toxicidad de la médula ósea debido a la pirimetamina.

Levadura: Un grupo de microorganismos que pueden ocasionar infecciones humanas que van desde infecciones menores (candidiasis bucal, vaginitis) hasta infecciones graves (meningitis por criptococo). Todas las levaduras son hongos.

Ley de Cuidado Ryan White: Un programa financiado por el gobierno que otorga dinero a nivel estatal o local para brindar cuidados a personas sin seguro con infección por VIH.

Ley de licencia por razones médicas y familiares (**FMLA, por sus siglas en inglés**): Una ley federal que permite a las personas dejar de trabajar sin temor a la extinción o pérdida de beneficios para hacer frente a sus propios problemas médicos graves o crónicos o los de sus familiares. Las personas que necesitan esta protección deben presentar documentos a sus empleadores por adelantado.

LGV: *Ver* **Linfogranuloma venéreo.**

Linfadenopatía: Ganglios linfáticos ("glándulas") inflamados o agrandados.

Linfocito: Un tipo de glóbulo blanco que combate una infección. Las células CD4 son un tipo de linfocito.

Linfocito T-helper: *Ver* **Célula CD4.**

Linfocitos CD4 (o célula CD4 o linfocitos T-helper): Un tipo de linfocitos (un tipo de glóbulo blanco) que puede estar infectado por el VIH. Las células CD4 combaten ciertas infecciones y cánceres. El número de células CD4 (recuento de CD4) disminuye con la infección por VIH sin tratamiento, lo que conduce a la inmunodepresión.

Linfocitos CD8: *Ver* **Células CD8.**

Linfocitos T-reguladores: *Ver* **Células CD8.**

Linfogranuloma venéreo (LGV, por sus siglas en inglés): Una infección de transmisión sexual causada por *Chlamydia.*

Linfoma de Burkitt: Un tipo de linfoma que se observa con mayor frecuencia en personas con infección por VIH, pero es menos común que el linfoma no Hodgkin (LNH).

Linfoma no Hodgkin (NHL): El tipo más común de linfoma en personas con infección por VIH.

Linfoma primario del sistema nervioso central (LPSNC): Un linfoma que afecta el cerebro, y solo se ve en personas con VIH avanzado.

Lipoatrofia: La pérdida de grasa subcutánea (grasa debajo de la piel) en las piernas, brazos, nalgas y la cara, causada por algunos inhibidores nucleósidos análogos de la transcriptasa inversa (INTI).

Lipodistrofia: Un término general para referirse a los cambios en la forma del cuerpo y la distribución de la grasa causados por algunos agentes antirretrovirales. Puede incluir la lipoatrofia, la acumulación de grasa, o ambos.

Lipohipertrofia: *Ver* **Acumulación de grasa.**

Listeria: Una bacteria transmitida por los alimentos que puede causar meningitis y otras infecciones. Aunque no es común, el riesgo de contraer *Listeria* es mayor en personas con VIH.

LMP: *Ver* **Leucoencefalopatía multifocal progresiva**.

Log (logaritimo): Otra forma de expresar los resultados de la carga viral. Una carga viral de 100.000 es una carga viral de cinco logs; 10.000 son cuatro logs; 1.000 son tres logs. Un cambio multiplicado por diez en la carga viral es un cambio de un log. Por ejemplo, una caída en la carga viral de 100.000 a 1.000 es una "caída de dos log".

LPSCN: *Ver* **Linfoma primario del sistema nervioso central**.

M

MAC: *Ver* **Complejo** *Mycobacterium avium*.

MAI: *Ver* **Complejo** *Mycobacterium avium*.

Medicaid: Un programa de seguro financiado por los gobiernos federal y estatal que brinda cobertura médica a personas de bajos ingresos sin seguro.

Medicamentos antiinflamatorios no esteroideos (**AINE**): Medicamentos que se utilizan comúnmente para eliminar la inflamación y tratar el dolor. Algunos son de venta libre.

Medicare: Un programa con financiamiento del gobierno federal que brinda seguro médico principalmente a personas mayores y discapacitadas.

Medicina alternativa: El uso de un tratamiento médico no estándar en lugar de una terapia estándar.

Medicina complementaria y alternativa (CAM, por sus siglas en inglés**)**: Productos médicos o tratamientos que no son estándar de atención (*ver* **medicina alternativa** y **medicina complementaria**).

Medicina complementaria: El uso de un tratamiento médico no estándar además de una terapia estándar.

Meningitis aséptica: Meningitis que no es causada por una bacteria que puede crecer en cultivo. Puede ser causada por virus (incluso VIH durante el síndrome retroviral agudo) o medicamentos.

Meningitis criptocócica: Meningitis (infección del líquido cefalorraquídeo y del revestimiento de la médula espinal) causada por el hongo *Cryptococcus*.

Meningitis: Una infección o inflamación del líquido cefalorraquídeo y el revestimiento de la médula espinal.

Meningococo: La bacteria que causa la enfermedad por meningococo y meningitis, una infección grave potencialmente letal.

Microsporidia: Una variedad de parásitos oportunistas que ocasionan diarrea crónica en personas con recuentos de CD4 bajos.

Mielitis: Infección o inflamación de la médula espinal.

Migraña: Un dolor de cabeza severo, en general en un lado de la cabeza, en ocasiones acompañado por cambios en la vista o náuseas.

Miopatía: Una inflamación de los músculos que causa dolor muscular y debilitamiento, en ocasiones visto con el síndrome retroviral agudo, zidovudina de alta dosis o medicamentos de estatina utilizados para disminuir el colesterol.

Molluscum contagiosum: Bultos o protuberancias de color de la piel que aparecen en la piel y son causados por un poxvirus y puede transmitirse por vía sexual.

Mutación: Cambios en la composición genética de un organismo normal, debido a un error que se produce durante la reproducción. En el caso del VIH, algunas mutaciones pueden provocar resistencia, permitiendo que el virus se replique en presencia de medicamentos antirretrovirales.

N

Necrosis avascular: Daño doloroso a las articulaciones causado por la osteonecrosis, que afecta, generalmente, las caderas pero en algunos casos, los hombros.

Nefropatía asociada al VIH (HIVAN, por sus siglas en inglés)**:** Una enfermedad renal causada por la infección por VIH. Se ve principalmente en pacientes de raza negra.

Neumococo: El nombre común para *Streptococcus pneumoniae,* una causa frecuente de neumonía bacteriana.

Neumonía: Una infección de los espacios de aire en los pulmones, que puede ser causada por una variedad de organismos infecciosos.

Neuropatía (o **neuropatía periférica**)**:** Daño de los nervios que genera un entumecimiento o dolor ardiente, generalmente en los pies o en las piernas. Puede ser causada por VIH, algunos medicamentos antirretrovirales y otras afecciones.

Neuropatía periférica: *Ver* **Neuropatía.**

NHL: *Ver* **Linfoma no Hodgkin.**

NIH: *Ver* **Institutos Nacionales de Salud.**

Nistatina: Un enjuague bucal antifúngico utilizado para tratar la candidiasis.

"Nukes:" *Ver* **Inhibidores nucleósidos análogos de la transcriptasa inversa.**

O

Odinofagia: Tragar con dolor.

Organización de Servicios del SIDA (ASO, por sus siglas en inglés)**:** Una organización que brinda servicios a personas con VIH.

Osteonecrosis: Daños a los huesos en las articulaciones grandes. (*ver* **Necrosis avascular**).

Osteopenia: Pérdida de densidad ósea ("adelgazamiento de los huesos").

Osteoporosis: Osteopenia grave, que puede derivar en fracturas óseas.

P

Páncreas: Órgano en el abdomen que produce insulina y enzimas que ayudan con la digestión.

Pancreatitis: Inflamación del páncreas que genera dolor abdominal, pérdida del apetito, náuseas y vómitos. Puede ser letal.

Pandemia: Una epidemia global.

Parálisis facial periférica: Parálisis de un lado de la cara que puede producirse a raíz de una variedad de infecciones que incluyen la infección por VIH aguda.

Patógeno: Un organismo infeccioso (bacteria, virus, hongo o parásito) que causa una enfermedad.

PCP: Significa neumonía por *Pneumocystis carinii*, una de las OI más comunes en pacientes VIH-positivos. Actualmente se refiere a la neumonía por *Pneumocystis*, dado el cambio en el nombre de la especie (*ver* **Pneumocystis**).

PCR: *Ver* **Reacción en cadena de la polimerasa**.

Peliosis hepática: Una infección hepática bacteriana poco común causada por *Bartonella*.

Pentamidina: Un medicamento utilizado para tratar PCP. Se suele utilizar la pentamidina en aerosol para aspirar con el objeto de prevenir PCP.

Pentamidina en aerosol: *Ver* **Pentamidina**.

Perfil lipídico: Un análisis de sangre que mide los niveles de lípidos en la sangre (colesterol y grasas).

Pirimetamina: Un medicamento utilizado para tratar o prevenir la PCP o la toxoplasmosis.

Plaquetas: Glóbulos rojos que ayudan a coagular la sangre. Un recuento bajo de plaquetas, que puede producirse por una infección por VIH, puede resultar fácilmente en sangrado o moretones.

Pneumocystis: Un hongo (*Pneumocystis jiroveci*) que es una causa común de neumonía (PCP) en personas con infección por VIH.

Poder notarial duradero para el cuidado de la salud: Un documento legal que le permite autorizar a otra persona a tomar decisiones médicas en su nombre si pierde la capacidad de hacerlo por sí mismo.

Porcentaje de CD4: El porcentaje de linfocitos que son células CD4. El porcentaje de CD4 se proporciona cada vez que se ordena un recuento de CD4 y proporciona información adicional sobre el estado del sistema inmune.

Postulados de Koch: Los cuatro criterios necesarios para probar que un microbio u organismo es la causa de una enfermedad. Los postulados son: 1) Se debe encontrar el organismo en todos los animales que sufren la enfermedad, pero no debe encontrarse en animales sanos; 2) se debe aislar de un animal enfermo y se debe colocar en cultivo puro; 3) el organismo cultivado debe causar la enfermedad cuando se introduce en un animal sano; y 4) el organismo se debe volver a aislar del animal infectado experimentalmente.

PPD: *Ver* **Prueba cutánea de la tuberculina**.

PrEP: *Ver* **Profilaxis preexposición**.

Proctitis: Infección o inflamación del recto.

Profilaxis: Prevención, generalmente aplicada al uso de medicamentos para evitar infecciones oportunistas o para evitar que regresen después de haber sido tratadas.

Profilaxis preexposición (PrEP, por sus siglas en inglés): Una forma de prevención del VIH en la que personas VIH-negativo toman medicamentos antirretrovirales para prevenir una infección.

Programa de Asistencia para Medicamentos contra el SIDA (ADAP, por sus siglas en inglés): Un programa financiado por el gobierno federal que entrega medicamentos antirretrovirales y otros medicamentos relacionados con el VIH a aquellas personas que no pueden pagarlos. Los programas son administrados por los estados y la cobertura varía de estado a estado.

Proteasa: Una enzima viral que corta proteínas virales grandes en proteínas más pequeñas, que se suelen utilizar para crear nuevas partículas de virus. Un inhibidor de la proteasa (IP) es un medicamento antirretroviral que bloquea este proceso.

Prueba casera: Una prueba de detección del VIH que se puede realizar en el hogar.

Prueba cutánea de la tuberculina (TST, por sus siglas en inglés o **derivado proteico purificado [PPD**, por sus siglas en inglés]): Una prueba cutánea utilizada para obtener evidencia de exposición anterior a *Mycobacterium tuberculosis*, la bacteria que causa tuberculosis. La forma más común de TST es el PPD (derivado proteico purificado).

Prueba de anticuerpos IgG para CMV: Una prueba de sangre utilizada para detectar CMV.

Prueba de IgG para toxoplasmosis: Un análisis de sangre utilizado para detectar la exposición al parásito *Toxoplasma*.

Prueba de Papanicolaou anal: Una prueba diagnóstica para detectar displasia anal. También denominada "citología anal".

Prueba de Papanicolaou: Una prueba de diagnóstico utilizada para detectar displasia del cuello del uterino y cáncer de cuello uterino. Actualmente se utiliza también para diagnosticar la displasia anal (*ver* **Prueba de Papanicolaou anal**).

Prueba de resistencia: Un análisis de sangre (un genotipo o fenotipo) que detecta VIH que es resistente a los medicamentos antirretrovirales

Prueba indeterminada de VIH: Esto ocurre cuando el EIA es positivo, pero el Western blot contiene algunas bandas que se observan con la infección por VIH, aunque no lo suficiente para hacer un diagnóstico. Esto puede ocurrir durante el proceso de seroconversión o puede encontrarse en personas no infectadas, por lo general por razones poco claras.

Pruebas de genotipo: En el VIH, un tipo de prueba de resistencia que busca mutaciones específicas de resistencia conocidas por generar resistencia a los medicamentos antirretrovirales.

Pruebas de VIH de cuarta generación: Las pruebas de VIH que detectan tanto el antígeno como el anticuerpo, que les permite detectar la infección por VIH con más anticipación después de la infección que las pruebas de anticuerpos más antiguas.

Pruebas integrales de química: Un análisis de sangre estándar que mide la función del riñón, busca evidencia de enfermedad hepática, evalúa el estado nutricional, y busca anomalías en los electrolitos (sodio, potasio).

Pruebas rápidas: Pruebas de VIH que brindan una respuesta en unos pocos minutos, utilizando sangre o saliva. Las pruebas positivas deben ser confirmadas por serologías estándar.

Prúrigo nodular: Una afección caracterizada por ronchas en la piel, visto más comúnmente en personas con VIH.

Psoriasis: Una afección cutánea que deriva en placas secas, escamosas y pruriginosas en la piel que pueden empeorar con la inmunodepresión por infección por VIH.

Punción espinal (o **punción lumbar**): Un procedimiento en el que se inserta una aguja en la espalda, entre las vertebras para extraer una muestra de líquido cefalorraquídeo (LCR) para diagnosticar meningitis. (No es tan malo como parece).

Punción lumbar: *Ver* **Punción espinal**.

Q

QuantiFERON-TB Gold: El ensayo de liberación de interferón-gamma más común (IGRA, por sus siglas en inglés), un análisis de sangre para la infección de tuberculosis latente.

Queilitis angular: Agrietamiento de las comisuras del labio, a veces ocasionado por la *Cándida*.

Quimiocinas: *Ver* **Correceptores**.

R

Radiculitis (radiculopatía): Infección o inflamación de los nervios que emergen de la médula espinal.

RCP: Reanimación cardiopulmonar. Los procedimientos utilizados para tratar de revivir a alguien cuyo corazón se ha detenido y/o que ha dejado de respirar.

Reacción de hipersensibilidad (HSR, por sus siglas en inglés): Una reacción, a menudo alérgica, a un medicamento u otra sustancia.

Reacción en cadena de la polimerasa (PCR, por sus siglas en inglés): Una técnica de laboratorio utilizada para detectar o cuantificar el ADN

o ARN de un organismo infeccioso para diagnóstico.

Receptor CD4: Una proteína en la superficie de la célula CD4 a la que el virus se adhiere a antes de entrar en la célula.

Recidiva: El regreso de una enfermedad, generalmente en alguien con una afección crónica.

Recuento de CD4 (o recuento de células CD4): Una prueba de laboratorio que mide el número de células CD4 en la sangre (expresado como número de células por milímetro cúbico). El recuento de CD4 es la medida más importante de la inmunodepresión y es el indicador más importante de la necesidad de tratamiento.

Régimen: Una combinación de medicamentos antirretrovirales.

Réplica: La reproducción o multiplicación de un organismo, incluso VIH. La réplica del VIH es un proceso de múltiples etapas complejo que abarca la infección de una célula humana y el uso de enzimas virales y de la maquinaria celular humana para crear nuevas partículas de virus, que son liberadas y pueden infectar nuevas células.

Resistencia a la insulina: Una afección en la cual el cuerpo no puede responder a la insulina, así como debería. Esto se aplica tanto a la insulina producida de forma natural por el páncreas como a la insulina inyectada como medicamento. Puede generar azúcar alta en sangre o diabetes.

Resistencia cruzada: Resistencia a un medicamento que resulta en resistencia a otros medicamentos, por lo general de la misma clase.

Resistencia: La capacidad del virus de replicarse a pesar de la presencia de medicamentos antirretrovirales.

Retinitis: Una infección de la retina (la superficie interior de la parte trasera del ojo), que puede derivar en ceguera si no es tratada. Causada, más frecuentemente, por CMV.

Retrovirus: Un virus que contiene ARN y que puede convertir el ARN en ADN a través de la transcripción inversa utilizando enzimas virales. (*Ver* **Transcripción inversa**.) El VIH es un retrovirus.

Revelación: El proceso de revelar su estado de VIH a otras personas.

Rifabutina: Un medicamento utilizado para tratar o prevenir MAC. También se utiliza como una alternativa a rifampina para tratar tuberculosis.

Rifampina: Un medicamento utilizado para tratar tuberculosis y otras infecciones bacterianas.

RT: *Ver* **Transcriptasa inversa**.

S

Salmonella: Un grupo de bacterias que pueden causar diarrea grave, fiebre e infecciones en el torrente sanguíneo.

SAMR: *Ver* **Staphylococcus aureus resistente a meticilina**.

Sarcoma de Kaposi (**KS,** por sus siglas en inglés): Un tumor causado por un virus que es más común en personas con infección por VIH, especialmente los hombres homosexuales. Aunque por lo general afecta a la piel, el KS también puede afectar a otras partes del cuerpo, incluyendo el tracto gastrointestinal y los pulmones.

Sarna: Una afección cutánea pruriginosa causada por un ácaro que se introduce en la piel y se puede contagiar a otros por contacto cercano.

Seguro de ingreso suplementario (**SSI,** por sus siglas en inglés): Un programa de ayuda federal diseñado para ayudar a las personas mayores, ciegas y discapacitadas que tienen muy bajos ingresos o no tienen ingresos para cubrir sus necesidades básicas.

Seguro social por incapacidad (**SSDI,** por sus siglas en inglés): Un beneficio de seguro social para personas discapacitadas que han trabajo anteriormente y han pagado un monto mínimo de impuestos de seguro social.

Septra: *Ver* **sulfametoxazol-trimetoprima**.

Seroconversión: El proceso de desarrollar un anticuerpo en un agente infeccioso. En el caso del VIH, se produce poco después de la infección primaria.

Serologías: Pruebas de sangre que miden anticuerpos o antígenos para obtener pruebas de una enfermedad.

SIDA: Síndrome de inmunodeficiencia adquirida, una etapa más avanzada de la infección por VIH, definida por un recuento de CD4 menor a 200 o una de una lista de las afecciones indicadoras del SIDA.

Sífilis: Infección de transmisión sexual causada por *Treponema pallidum*, una bacteria que puede ocasionar lesiones anales, genitales o bucales (sífilis primaria); fiebre, erupción y hepatitis (sífilis secundaria); o infección del cerebro, el líquido cefalorraquídeo, ojos u oídos (neurosífilis). Puede estar inactiva, y no generar síntomas (sífilis latente).

Síndrome: Una acumulación de signos o síntomas que se producen frecuentemente al mismo tiempo pero que pueden ser causados por una única enfermedad o no. El SIDA se consideraba un síndrome antes del descubrimiento de su causa, la infección por VIH.

Síndrome de Cushing: El exceso de los niveles de cortisol, ya sea debido a la sobreproducción por las glándulas suprarrenales o el uso de medicamentos esteroides.

Síndrome de Guillain-Barré: Progresiva parálisis muscular que comienza en las piernas y se mueve hacia arriba, a veces se observa durante el síndrome retroviral agudo.

Síndrome de inmunodeficiencia adquirida: *Ver* **SIDA**.

Síndrome inflamatorio de reconstitución inmune (SIRI): Una afección que a veces se produce en personas con niveles bajos de CD4 que inician la TARV en la que el sistema inmune mejorado reacciona a los organismos (tales como MAC, la bacteria de la tuberculosis, u hongos), desarrollando una enfermedad, entre ellas, fiebre, pérdida de peso, ganglios linfáticos inflamados, o abscesos.

Síndrome retroviral agudo (SRA): Una acumulación de síntomas como fiebre, erupción y ganglios linfáticos inflamados que experimentan la mayoría de las personas durante una infección primaria, poco después de estar infectados.

Sinusitis: Una infección de los senos paranasales, que son espacios de aire en la cabeza conectados a los conductos nasales.

SIRI: *Ver* **Síndrome inflamatorio de reconstitución inmune**.

Sistema inmune celular: La parte del sistema inmunológico más directamente afectada por la infección del VIH. Controla una variedad de infecciones bacterianas, virales, fúngicas y parasitarias.

Sistema inmune humoral: La parte del sistema inmune que usa anticuerpos para luchar contra una infección. Se ve menos afectado por la infección por VIH que el sistema inmune celular.

Sistema inmune: El sistema en la sangre que combate una infección.

SSDI: *Ver* **Seguro social por discapacidad**.

SSI: *Ver* **Seguridad de ingreso suplementario**.

***Staphylococcus aureus* resistente a meticilina (SAMR)**: Una bacteria resistente al medicamento que tradicionalmente ocasionó enfermedades serias en pacientes gravemente enfermos hospitalizados pero que se ha convertido, recientemente, en una causa común de una enfermedad cutánea, que incluye abscesos (SAMR adquirido en la comunidad).

Subtipos: En el caso del VIH, grupos de virus relacionados, también denominados "clados" o "sub-clados". La mayoría de las personas VIH-positivas en los Estados Unidos están infectadas con el subtipo B, pero existen muchos otros subtipos en todo el mundo.

Superinfección: La reinfección con una nueva cepa de VIH en una persona que ya está infectada.

T

TARA: *Ver* **Terapia antirretroviral altamente activa**.

TARV: *Ver* **Terapia antirretroviral**.

TB: *Ver* **Tuberculosis**.

Tdap: *Ver* **Toxoide tetánico**.

Terapia antirretroviral (TARV): Terapia farmacológica que detiene la réplica del VIH y mejora la función del sistema inmune.

Terapia antirretroviral altamente activa (TARA): Terapia antirretroviral destinada a suprimir la carga viral a niveles indetectables, utilizando una combinación de varios agentes para prevenir la resistencia (ahora por lo general simplemente se denomina terapia antirretroviral [TARV]).

Terapia antirretroviral combinada (TARC)): Otro término para "TARA".

Terapia de combinación: El uso de más de una droga antirretroviral para suprimir la infección por VIH.

Terapia directamente observada (TDO): Un programa en el que un profesional de la salud trata a un paciente directamente, en su hogar o en una clínica, con el fin de asegurar que se realiza el tratamiento. Es más frecuente con el tratamiento de la tuberculosis, pero a veces se utiliza para el tratamiento del VIH.

Terapia inmunológica: El tratamiento para la infección por VIH diseñado para afectar el sistema inmune y su respuesta al virus, a diferencia de la terapia antirretroviral estándar, que suprime el virus en sí.

Testamento en vida: Documento legal que le permite declarar qué procedimientos médicos y medidas que sustentan la vida desearía si ya no pudiera tomar decisiones por su cuenta.

Testosterona: La hormona sexual masculina, que puede ser baja en hombres VIH-positivos (*ver* **Hipogonadismo**).

TMP-SMX: Una combinación de dos medicamentos antibióticos utilizados para tratar una amplia variedad de infecciones bacterianas (*ver* **Trimetoprima-sulfamethoxazol**).

Toxicidad: Daño al cuerpo ocasionado por un medicamento u otra sustancia.

Toxicidad hepática (o **hepatotoxicidad**): Daño al hígado causado por medicamentos.

Toxoide tetánico (dT o Tdap): Una vacuna de combinación que los adultos deberían recibir cada 10 años, independientemente del estado del VIH. Tdap (una combinación de vacuna contra el tétano, difteria, tos ferina) debería administrarse una sola vez.

Toxoplasma: Un parásito (*Toxoplasma gondii*) que causa lesiones cerebrales (encefalitis) en personas con infección por VIH.

Toxoplasmosis: Enfermedad causada por el parásito, *Toxoplasma gondii*.

Transaminasas (o **enzimas hepáticas**): Un análisis de sangre utilizado para detectar daño al hígado.

Transcripción: El proceso de convertir ADN en ARN.

Transcriptasa inversa (**RT**, por sus siglas en inglés): Una enzima contenida en el virus del VIH que puede convertir ARN viral en ADN para que pueda insertarse en ADN de células humanas. Un inhibidor de la transcriptasa inversa bloquea este proceso.

Transcriptasa inversa: La conversión de ARN viral en ADN mediante transcriptasa inversa. (Transcripción normal que incluye la conversión de ADN en ARN).

Transmisión de madre a hijo: Transmisión del VIH de madre a hijo al final del embarazo, durante el parto o durante la lactancia.

Triglicéridos: Grasas que son ingeridas en la forma de aceites vegetales y grasas animales.

Trimetoprima-sulfamethoxazole (TMP-SMX, cotrimoxazol, *Bactrim*, *Septra*): Antibiótico utilizado para tratar o prevenir la PCP y para prevenir la toxoplasmosis.

Trombocitopenia: Un trastorno en el que hay un número bajo anormal de plaquetas en sangre.

Tuberculosis (TB): Una enfermedad bacteriana causada por *Mycobacterium tuberculosis*. TB genera más frecuentemente una enfermedad pulmonar pero puede afectar cualquier parte del cuerpo.

U

Urinálisis: Una prueba de laboratorio estándar que busca evidencia de proteína, azúcar, sangre e infección en la orina.

V

Vacuna (vacunación): Una sustancia que es administrada, generalmente mediante inyección, pero en ocasiones por vía oral o mediante pulverizador nasal, para estimular el sistema inmune para producir anticuerpos contra un patógeno bacteriano o viral.

Vacuna antitifoidea: Una vacuna que previene la fiebre tifoidea, una infección bacteriana de la sangre generada por *Salmonella typhi*, en ocasiones adquirida por quienes viajan a países en desarrollo.

Vacuna contra el meningococo: Una vacuna que previene la enfermedad por meningococo.

Vacuna contra el neumococo: Una vacuna (Prevnar 13, Penumovax) recomendada para adultos VIH-positivos para prevenir la neumonía por neumococo.

Vacuna terapéutica: Una vacuna administrada para tratar una infección existente mediante la estimulación del sistema inmune para combatirla.

Vaginitis: Infección o inflamación de la vagina.

Vaginosis bacteriana: Una infección bacteriana de la vagina que causa flujo vaginal.

Valaciclovir: Medicamento utilizado para tratar herpes simple y el virus de la varicela-zóster.

Varicela: *Ver* **Virus de la varicela-zóster**.

VEB: *Ver* **Virus de Epstein-Barr**.

Ventana inmunológica: El período de tiempo entre la infección y la formación de anticuerpos que deriva en una prueba de VIH positiva (serología).

Vida media: La cantidad de tiempo que toma para que los niveles en sangre de un medicamento disminuyan en un 50% después de la última dosis. Los medicamentos con vidas medias más largas permanecen en la sangre más tiempo y pueden ser tomados con menos frecuencia.

VIH: Virus de la inmunodeficiencia humana, el virus que causa la infección por VIH y el SIDA.

VIH-1: La forma más común de VIH en todo el mundo.

Viriones: Partículas de virus únicas.

Virus: Un organismo microscópico compuesto de material genético (ADN o ARN) dentro de un revestimiento proteico.

Virus de Epstein-Barr (VEB): Un virus del herpes que causa la mononucleosis infecciosa ("mono"), la leucoplasia vellosa oral, y algunos linfomas.

Virus de inmunodeficiencia humana: *Ver* **VIH**.

Virus de la varicela-zóster: El virus que causa varicela principalmente y herpes (herpes-zóster).

Virus del herpes asociado con el sarcoma de Kaposi (KSHV, por sus siglas en inglés): *Ver* **HHV-8**.

Virus del herpes simple (VHS): Un virus que causa ampollas dolorosas y úlceras en los labios, los genitales, cerca del ano, u otras partes de la piel.

Virus del herpes: Una familia de virus que puede causar una infección aguda, y también permanecer latente en el cuerpo y reaparecer. Los ejemplos de virus del herpes incluyen el virus de herpes simple (VHS-1 y VHS-2), virus de la varicela-zóster (VVZ), citomegalovirus (CMV), virus de Epstein-Barr (EBV), y virus herpes humano tipo 8 (HHV-8).

Virus del papiloma humano (VPH): Un virus de transmisión sexual que produce células anormales (displasia) en el cuello uterino, el ano y la boca, lo que puede conducir al cáncer si no se trata.

Virus del tipo silvestre: La cepa de VIH que se produce "naturalmente", sin presencia de medicamentos antirretrovirales que podrían seleccionar mutaciones. Generalmente un virus no mutante, sensible al medicamento.

Virus herpes humano tipo 8: *Ver* **HHV-8**.

Virus JC: La causa de la leucoencefalopatía multifocal progresiva (LMP).

Virus para R5: VIH que ingresa en la célula CD4 utilizando un correceptor CCR5. Este tipo de virus puede ser tratado con inhibidores de CCR5 (*ver* **Correceptores**).

GLOSARIO

Virus para X4 (o **dual/mixto[D/M]**): VIH que ingresa en la célula CD4 utilizando un correceptor CXCR4. El virus para X4 no puede ser tratado con inhibidores de CCR5 (*ver* **Correceptores**).

W

WB: *Ver* **Western blot**.

WBC: *Ver* **Glóbulo blanco**.

Western blot (WB): Tradicionalmente, la prueba de confirmación utilizada para diagnosticar infección por VIH en personas que dieron positivo en anticuerpos de VIH mediante ELISA.

Nota: Los números de página seguidos de f o t indican material que aparece en imágenes o tablas respectivamente.

ÍNDICE

ÍNDICE

ÍNDICE

ÍNDICE

ÍNDICE